小儿捏脊疗法

主　审　佘继林

主　编　程五中

副主编　刘玉超

　　　　丁丹丹

中国盲文出版社

图书在版编目（CIP）数据

小儿捏脊疗法：大字版 / 程五中主编. —北京：中国盲文出版社，2020.5

ISBN 978－7－5002－9321－7

Ⅰ.①小…　Ⅱ.①程…　Ⅲ.①小儿疾病—捏脊疗法 Ⅳ.①R244.1

中国版本图书馆 CIP 数据核字（2019）第 251970 号

小儿捏脊疗法

主　　编：程五中
责任编辑：韩明娟　亢淼
出版发行：中国盲文出版社
社　　址：北京市西城区太平街甲 6 号
邮政编码：100050
印　　刷：东港股份有限公司
经　　销：新华书店
开　　本：710×1000　1/16
字　　数：102 千字
印　　张：13.75
版　　次：2020 年 5 月第 1 版　2020 年 5 月第 1 次印刷
书　　号：ISBN 978－7－5002－9321－7/R·1214
定　　价：42.00 元
销售服务热线：（010）83190520

前　言

捏脊疗法又称"捏积疗法"，它是中医儿科最具特色的外治绿色疗法之一，传承至今已有 1600 多年的历史，千百年来，它以简单易行的操作，明显的疗效，受到广大群众的欢迎。本疗法是以中医的阴阳与五行、脏腑与经络学说为理论基础，通过捏拿小儿脊背，振奋小儿的阳气，推动全身气血的运行，达到强壮小儿身体，治疗某些疾病的目的。

捏脊疗法是一种全息疗法，它的手法操作相对简单，便于掌握，易于推广，是当前基层农村、城市社区、家庭儿童防治疾病最适宜的外治疗法之一。

有医学文献报道："捏脊疗法治疗的各系统病症有 85 种，涉及上百个临床症状，其中 37 个病症被认为是捏脊疗法最适宜的病症，73 个症状被认为是捏脊疗法最适宜的临床症状。"当前，小儿推拿疗法已经在全国范围内广泛的开展起来，捏脊疗法也得到了广泛的宣传和推广，其中北京的冯氏捏积疗法，近年来通过著书立说、办班推广、录像存珍、电视直播、电台讲座、基层推广、社区传授等多种形式进行了学术交流和推广工作，并先后在全国 9 省 12 市的全国学术会上进行了交流，2018 年 9 月与 2019 年 11 月第六批全国老中医药专家学术经验指导老师佘继林的学生刘玉超、程五中分别应邀赴匈牙利、希腊参会推广冯氏捏积疗法，受到国外友人的关注。这些扎实而又富有成效的工作不仅提高了冯氏捏积疗法的学术地位，而且扩大了其在国内外的影响，使该疗法跃身于全国小儿推拿七大流派之一，并与其他流派同融并蓄，为儿童的健康事业做出更大的贡献。

为了使捏脊疗法防治效果更加明显突出，适应证的范围更加广泛，针对目前临床疾病谱的明显变化和家长的需求，在本书编写中我们又精选出 5 个强壮身体的穴位，作为捏脊疗法的辅助穴位一并用于临床，旨在进一步提高本疗法扶正抗邪的效果，体现以预防为主的治疗思想。

　　本书在编写过程中力求内容详尽，实用性强，希望对学习和从事小儿推拿的工作者、托幼保健人员、广大家长研习应用有所帮助。鉴于本人知识所限，书中难免会有不足之处，敬希读者斧正为盼。

序

佘继林先生，是第六批全国老中医药专家学术经验继承工作指导老师，第三届首都国医名师，北京市中医药传承"双百工程"指导老师，首都医科大学附属北京中医医院儿科原主任。先生致力于儿童健康事业已达 50 个寒暑，为中医儿科事业做出了重要贡献。

先生幼承庭训，立志岐黄，于 1965 年在北京第二医学院（首都医科大学前身）攻读儿科专业，毕业后到北京中医医院儿科工作。先生于 1983 年开始从事誉载京城冯氏捏积疗法第四代传人冯泉福先生的学术传承工作。在此后 30 多年时间里对冯氏捏积疗法进行了著书立说、录像存珍、电视直播、电台讲座和基层推广、社区传授等多种形式的学习交流和推广工作。这些卓有成效的工作极大地提高了冯氏捏积疗法的学术地位，使该疗法跻身于全国小儿推拿疗法七大流派之一。先生所著，并经冯泉福老先生亲自审定的《冯氏捏积疗法》一书已成为冯氏捏积疗法的代表性著作。由于对冯氏捏积疗法传承工作的突出贡献，2017年先生被北京市卫生和计划生育委员会、北京市中医药管理局评选为第三届首都国医名师，成为中医儿科冯氏捏积代表性传承人。

捏积疗法经过冯氏家族四代传承人的精心钻研，逐步形成了其特有风格。手法包括推、捏、捻、放、提、揉、按七种手法。冯氏捏积疗法具有强身保健和治疗疾病的双重作用。它以外治手法治疗为主要手段，同时配合了冯氏口服消积散和冯氏化痞膏，疗效更为明显。

捏积疗法主要在脊背部施术，所以又称为"捏脊疗法"。为适应时代需求，由先生的第六批全国老中医药专家学术继承人程五中、刘玉超及北京中医药薪火传承"3＋3"佘继林继承工作站成员丁丹丹，荣幸地与中国盲文出版社合作重新修订出版大字版《小儿捏脊疗法》一书，供低视力人士学习使用。对此，我们感到非常高兴，这种公益性的出版事业应该得到全社会的关心与支持。

　　本书详细介绍了捏脊疗法的手法、功效、适应病种和禁忌等，内容通俗易懂，简单易学，容易上手，对儿童多种疾病都有预防保健和治疗的作用。本书的出版不仅有助于捏积疗法的推广，使更多的儿童和家庭受益，而且使视障人士和大家一起共享经济社会发展成果，从中获得就业专项技能，为社会的繁荣发展，为中医药事业的弘扬做出贡献，在本书出版之际欣然作序。

　　首都医科大学附属北京中医医院院长（刘清泉）

2019 年 8 月 27 日

目　录

第**3**章

学会捏脊，把健康送给孩子

第**4**章

做好捏脊准备，家长孩子齐动员

第**5**章

家长来捏脊，小儿常见病症轻松除

第 **6** 章

配合强壮穴，扩大适应证

第 **7** 章

捏脊之外，有选择地使用中成药

第 1 章

了解孩子，才能更好地呵护

孩子是家长的希望。孩子从出生到 14 周岁，可分为 5 个时期：新生儿期、婴儿期、幼儿期、学龄前期和学龄期。少儿时期孩子发育迅速，可是身体各个器官还比较娇嫩，容易生病，但一般康复较快。因此，只有了解孩子的特点，才能更好地予以呵护。

爱孩子，更要了解孩子

> 每个孩子都有自身的特点，我们不要不管不顾，不能一味地只知道溺爱。要了解自己的孩子，才能给予最合适的关怀，才能让孩子更健康。

孩子是祖国的未来，也是家长的希望。现今，社会发展越来越快，经济越来越发达，人们的生活水平也不断提高。家长们对孩子的呵护也越来越细致，唯恐因照顾不周而生病，使孩子的生长发育受到影响。

有些家长非常溺爱孩子，给孩子买大量的零食和饮料；有些家长怕孩子饿着，让孩子食用很多的饭或奶；又有一些家长冬天怕孩子冻着，给孩子穿很多的衣服；还有一些家长夏天怕孩子太热，给孩子吃很多冷饮……

可是，家长的这些做法，是否真的有利于孩子的健康呢？

大量的研究结果和事实都告诉我们，对孩子的照顾应当适宜，不可过饱和过暖。在中国古代，就有"若要小儿安，常带三分饥与寒"的说法。如果溺爱过度，常常会适得其反，影响孩子正常的生长发育。要知道，适宜的才是最好的。同时，我们还要明白，了解自己的孩子，才能更好地给予呵护。

那么，你了解自己的孩子吗？

孩子有两个重要生理特点

中医认为，孩子和成人相比，具有两个明显的生理特点，一是"脏腑娇嫩，形气未充"，二是"生机勃勃，发育迅速"。

怎样理解"脏腑娇嫩，形气未充"呢？脏腑，是指心、肝、脾、肺、肾、心包、胆、胃、大肠、膀胱、小肠和三焦等人体的内脏组织；形气，指的则是孩子的身体结构和孩子各个身体系统的功能活动。

孩子在出生以后，不论是内脏器官，还是身体的外形和结构，都没有发育成熟，身体各个系统的功能活动还相对不足，也就是古人所说的"稚阳未充，稚阴未长"。这里所说的"阳"，是指体内器官的各种生理活动，"阴"是指体内的精、血、津液等物质。这就充分说明，孩子在物质基础和生理功能上，都是幼稚和不完善的。

"生机勃勃，发育迅速"是孩子的另一个生理特点。由于孩子身体的各个器官都比较娇嫩，因此在生长发育过程中，无论是形体结构，还是功能活动，都在不断走向完善和成熟。孩子年龄越小，生长发育的速度越快。古代的医生把孩子这种生机勃勃和发育迅速的生理特点称为"纯阳"。

这种"纯阳"的特点，说明孩子发育的过程就像太阳刚刚升起，就像春天的小草和树木刚刚发芽那样欣欣向荣。同时，也说明了孩子由于发育快，对营养物质的需求量很大，为了满足其在各个生长发育阶段身体的需要，就应该不断地补充营养。

孩子容易得病，但也容易康复

前面介绍了，孩子一方面"脏腑娇嫩，形气未充"，一方面又"生机勃勃，发育迅速"。因此，孩子得病时就会和成人有较大的差别。总的说起来，孩子生病主要具有两大特点：一是发病容易，变化迅速；二是脏气轻灵，易于康复。

为什么说孩子"发病容易，变化迅速"呢？这是因为孩子对疾病的抵抗能力较差，再加上对于外界气候冷热的变化，孩子往往不知道通过增减衣物来调节，同时，孩子在饮食上的控制能力也比较差；而且，孩子的呼吸道和胃肠功能发育还不完全，因此容易因为外界气候的变化以及饮食不当，患上呼吸系统和消化系统方面的疾病。

另外，孩子在得病以后，疾病的寒、热、虚、实容易互相转化或者同时出现。根据传统的中医经验，孩子一旦得了病，由于邪气入侵所表现出的实性病症，很容易使身体内的正气衰弱，结果出现虚性病症，或者实性和虚性的病症同时出现。这样一来，病情往往就比较复杂了。而且孩子生病的时候，既容易出现脸红、发热等热性的表现，也容易出现脸色苍白、怕冷等寒性的表现。正是由于孩子的疾病变化较快，比成人的发病更加迅速而且更加错综复杂，因此在诊断和治疗的时候，必须诊断正确、治疗及时、用药准确。

那么，怎样来理解"脏气轻灵，易于康复"呢？小孩的疾病虽然具有变化迅速、病情容易恶化的特点，但小孩是"纯阳"之体，自身的生机旺盛、精力充沛，而且孩子们往往不受情绪的影响，病因一般都比较简单。所以，在经过及时、适当的治疗和护理以后，孩子会比成人更容易恢复健康。

孩子各个生长时期的特点

> 新生儿期、婴儿期、幼儿期、学龄前期和学龄期的孩子，在各个时期的身体情况都不相同，家长应该根据孩子各个阶段的不同特点，实施不同的培养计划。

通常，医学上对孩子的生长发育阶段划分得比较细，把孩子从出生到 14 周岁这段时间分为 5 个时期，分别为：新生儿期、婴儿期、幼儿期、学龄前期和学龄期。

1. 新生儿期

新生儿期，是指孩子出生后 28 天内的一段时期。这段时期，孩子刚刚从母亲体内出来，开始自主呼吸和调整血液循环，依靠自己的消化和泌尿系统摄取营养和排泄废物。孩子的生活环境与母亲体内比起来有了很大的变化，而孩子身体的调节和适应能力还很弱，所以容易发生体温低、体重下降以及其他一些病症。

所以，在新生儿期，家长要注意观察孩子的脸色、哭声、呼吸和大小便等情况，这样能及早发现此阶段容易发生的一些疾病，及时采取适当的治疗措施。在照看处于新生儿期的孩子时，要注意保暖，孩子的衣服要柔软、宽松、易更换，尽量不用纽扣和松紧带；尿布也要柔软而且吸水性强，尿布外面不要加用塑料或橡胶制品包裹；洗澡时，要避免弄湿孩子肚脐部位，洗完澡后要把身上的水擦干，涂点爽身粉，以保护孩子的皮肤，防止皮肤破损和感染。还要经常对孩子的餐具进行消毒，预防感染。

另外，还要避免过多亲友探访，尽量坚持母乳喂养。要知道，新生儿的肠道黏膜面积相对较大，有利于乳汁的充分消化和吸收。

2. 婴儿期

婴儿期，是指孩子出生后28天到1周岁的这一段时期，又称乳儿期，是人一生中生长最快的时期。这一时期的孩子对营养的需求也较多，如果摄入的食物不足或过量，或者营养物质搭配不当，就很容易出现孩子的营养不良或消化不良。若孩子吃的食物里长期营养不充足，就可能引起孩子发育迟缓和营养不良。所以，婴儿期应该提倡母乳喂养，合理添加辅食。当母乳不足时，我们就应该及时增补牛乳及代乳品。

婴儿期的孩子，来自妈妈的抗体逐渐消失，自身免疫系统又没有完全建立，容易罹患感染性疾病。同时，孩子的中枢神经系统功能还不健全，在高热时容易引起惊风，出现抽搐、昏迷等情况。因此，在婴儿期必须按时进行各种预防接种。除了养成良好的卫生习惯外，家长要常抱孩子进行户外活动，多晒太阳。

3. 幼儿期

1～3 周岁，是孩子的幼儿期。这段时间孩子的生长发育，尤其是体格发育的速度比婴儿期慢一些，身体的外形也发生明显的改变，皮下脂肪减少，肌肉比婴儿期发达。这时的孩子，对周围环境越来越好奇，认知能力也越来越强，但对危险的识别能力较差，要预防外伤和意外事故。同时，这一时期的孩子乳牙逐渐长齐，食物也往往由乳汁换成了其他的食物，但孩子的脾胃功能仍比较弱，容易出现呕吐、腹泻及营养不良等病症。所以，对幼儿期的孩子要注意培养良好的生活习惯，如饮食、睡眠、排便、户外活动等方面。在进行户外活动时，还要注意预防传染病的发生。另外，这一阶段也要重视对幼儿的早期教育。

4. 学龄前期

学龄前期，是孩子 3～6 周岁的一段时期。孩子在学龄前期，生长发育由体格的迅速发育转变到神经系统的迅速发育，身体生长速度减慢了，但智力发育加快。这时的孩子，充满好奇感，喜欢模仿，求知欲强。所以这段时期的孩子可塑性很强，家长应重视孩子的早期教育，并注意培养其独立生活的能力，尽量让其养成良好的学习、卫生和劳动习惯。

要注意的是，这个时期的孩子，因为模仿能力强而又无自我保护的经验，所以意外事故较多，家长应注意防止外伤、烫伤、中毒等意外事故发生。另外，学龄前期的孩子，也应该注意预防近视和传染病的发生。

5. 学龄期

从入小学（一般为 6 周岁）到青春期之前（女孩为 12 周岁，男孩为 13 周岁）为学龄期，即相当于孩子上小学的时期。这段时期的孩子，生长较婴幼儿时期相对缓慢，但脑部的发育却较以前完善了很多。这段时期的孩子对周围事物特别感兴趣，求知欲也较强，好奇、好问，能用较复杂的语言表达自己的想法和感情。同时，这个时期的孩子模仿性强，容易受到家庭和外界的影响。

学龄期的孩子，除了生殖系统外，其他器官的发育大都已接近成年人的水平，对各种疾病的抵抗能力也增强了，有可能出现的疾病种类和表现基本上也接近成人。在这个时期，孩子大脑的抑制能力和综合分析能力会明显加强，但控制能力仍较差，而且容易疲劳，所以应该防止过度疲劳和睡眠不足。

另外，作为家长应该注意的是，这个时期孩子的胸骨还没完全骨化，脊柱的弯曲度也尚未定型，因此平时要让孩子注意保持正确的行走、站立、坐卧姿势，以防止骨骼的变形。并且，在饮食方面也要注意，家长要尽量给孩子提供多样化的饮食，做好食物的营养搭配。

如此，了解了孩子生长发育各个时期的特点，家长就可以适时而动，根据不同的年龄采用不同的方法，更好地促进孩子的健康与成长。

第 **2** 章

捏脊能防治多种疾病，家长要做会捏脊的医生

捏脊，就是通过连续捏拿背部肌肤，以防治疾病的一种方法。捏脊的治疗效果是极为明显和有效的。一些营养不良和贫血的孩子，经捏脊疗法治疗后，其食欲不振、睡眠不安、腹泻、便秘等症状都得到了不同程度的改善。

捏脊的来历和原理

　　捏脊历史悠久，千百年来，一直在群众中广为流传。捏脊通过捏拿人体后背的肌肤，推动气血的运行，来治疗人体的疾病。捏脊以中医理论作为基础，疗效显著。

　　在中国传统医药学中，有一种古老而实用的治疗方法，叫"捏脊"，它是推拿按摩的重要组成部分。早在晋朝，医学家葛洪在其所著的《肘后备急方》中，就有了捏脊疗法的具体论述："拈起其脊骨皮，深取痛引之，从龟尾至顶乃止，未愈更为之。"随着人们经验的积累和技艺的提高，捏脊疗法也在逐渐发展和完善，千百年来，捏脊一直在广大人民群众中流传。现在，捏脊疗法已成为儿童保健事业中的一个重要内容，有很多家长用捏脊疗法来给自己的孩子预防和治疗疾病。

什么是捏脊

捏脊，以前称为"捏积"。所谓"捏"，是指捏拿孩子后背肌肤；"积"，是指小儿由于饮食上没有节制，食物停聚在肠道内，不能得到充分消化所造成的脾胃功能失调的一种病症。捏脊疗法，就是通过连续捏拿背部肌肤来防治疾病的一种治疗方法，这个方法多用于治疗小儿疳积，所以最初被称为"捏积疗法"。后因为其在脊背上操作，所以又将其称为"捏脊疗法"。

捏脊背后有原理

捏脊疗法，是以中医的阴阳、气血、经络学说作为理论基础，并以中医的辨证施治为原则，通过捏拿小儿的脊背，来达到防治某些疾病的目的。

按照中医的理论，在正常的生理活动中，人体内部保持着协调的阴阳平衡关系，对立又统一，一旦受到致病因素的影响，这种相对平衡的状态被打破，出现阴阳的偏盛或偏衰，疾病就会随之发生。中医所谓"阴平阳秘，精神乃至"的观点，讲的就是这个道理。此外，中医还应用阴阳对立的观点，进一步说明人体营养物质之间，有着相互依赖和相互滋生的关系。例如，拿人体的气血来讲，气为阳，血为阴，阳气与阴血在体内形成一种相互依赖和相互滋生的协调关系。在气与血的关系中，中医又认为，气为血之帅，气行则血行，气滞则血瘀。

捏脊疗法就是根据中医这些基本理论，通过捏拿小儿的脊背，振奋小儿全身的阳气，推动全身气血运行，来达到治疗小儿疾病的目的。这是因为，就人体的腹部和背部来讲，腹部为阴，背部为阳，而脊柱又在背部的中央，人体十四经脉之一的督脉循脊柱而过，督脉的特定运行路线决定了它具有主管全身阳气的功能。同时，从督脉运行路线来讲，它开始的部位跟十四经脉中的任脉相连，从下到上，贯通脊背，并且连着肾和脑，再加上人体经络像网一样分布全身，无处不至，这就使督脉可以沟通人体内外的各个部位。因此，通过捏拿小儿的脊背，振奋督脉的阳气，就可以推动全身气血的运行，调整全身的阴阳之气，达到治疗疾病的目的。

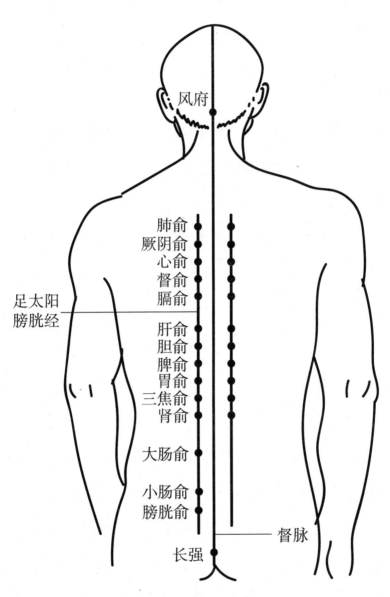

风府

足太阳
膀胱经

肺俞
厥阴俞
心俞
督俞
膈俞

肝俞
胆俞
脾俞
胃俞
三焦俞
肾俞

大肠俞

小肠俞
膀胱俞

督脉

长强

图 2-1 常用捏脊穴位

除了上述督脉的重要作用外，足太阳膀胱经对捏脊也很重要。它的运行路线位于督脉的两侧，因此，在捏拿小儿脊背的时候，足太阳膀胱经也可得到相应的刺激。在这条经脉上，分布着与人体脏腑器官部位相邻近的穴位（图2-1），如肺俞（在第3胸椎下，脊椎正中线旁开1.5寸）、厥阴俞（在第4胸椎下，脊椎正中线旁开1.5寸）、心俞（在第5胸椎下，脊椎正中线旁开1.5寸）、膈俞（在第7胸椎下，脊椎中线旁开1.5寸）、肝俞（在第9胸椎下，脊椎中线旁开1.5寸）、胆俞（在第10胸椎下，脊椎中线旁开1.5寸）、脾俞（在第11胸椎下，脊椎中线旁开1.5寸）、胃俞（在第12胸椎下，脊椎中线旁开1.5寸）、三焦俞（在第1腰椎下，脊椎中线旁开1.5寸）、肾俞（在第2腰椎下，脊椎中线旁开1.5寸）、大肠俞（在第4腰椎下，脊椎中线旁开1.5寸）、小肠俞（在第1骶椎棘突下，脊椎中线旁开1.5寸）、膀胱俞（与第2骶后孔平齐，脊椎中线旁开1.5寸）等（以上分寸应以孩子拇指中间指关节的横宽折作1寸为准）。这些穴位通称为背俞穴，通过对这些穴位的良性刺激，不仅可以调节小儿脏腑的功能，促进机体的机能活动，而且还可以通过对小儿某些穴位的重点捏拿来治疗脏腑的疾病。

可以这样讲，脊椎两边的肌肤，是每个小儿的福地。通过对这些部位的捏拿，有助于调节身体阴阳，疏通经络，理顺气血，滋养脏腑，促进小儿身体发育，增强体质。这是通过对督脉和足太阳膀胱经良性刺激的共同结果，在治疗作用上，两经相辅相成。

经临床验证，捏脊不仅治疗效果明显，而且治疗方法快捷简便。很多营养不良和贫血的孩子，经捏脊疗法治疗后，其食欲不振、睡眠不安、腹泻、便秘等症状都得到了不同程度的改善，有些原来很瘦弱的患者，也渐渐强壮起来。有文献报道，通过比较反映人体小肠吸收功能的木糖吸收试验结果，对 51 例临床上出现面黄肌瘦、消化不良等病症的小儿进行捏脊治疗后，绝大多数小儿的小肠吸收功能均有明显的改善，也比之前精神、健壮多了。

捏脊疗法以严谨的中医理论作为依据，同时经过现代科学试验和临床疗效的验证，证明其是一种

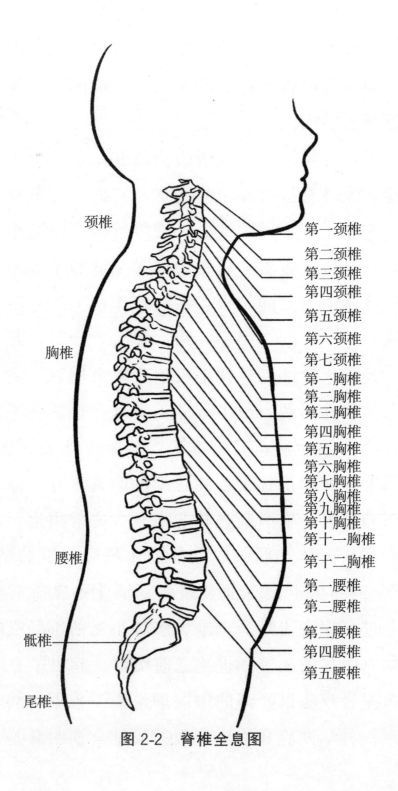

颈椎

胸椎

腰椎

骶椎

尾椎

第一颈椎
第二颈椎
第三颈椎
第四颈椎
第五颈椎
第六颈椎
第七颈椎
第一胸椎
第二胸椎
第三胸椎
第四胸椎
第五胸椎
第六胸椎
第七胸椎
第八胸椎
第九胸椎
第十胸椎
第十一胸椎
第十二胸椎
第一腰椎
第二腰椎
第三腰椎
第四腰椎
第五腰椎

图 2-2　脊椎全息图

行之有效的治疗方法。它除了有助于调节小儿的消化系统，对消化系统疾病有明显的治疗效果外，还对小儿的造血系统、神经系统等疾病，都有着明显的调节和治疗作用。只要熟练掌握这种疗法，就一定会有益于小儿的健康成长。

捏脊能治很多病

小儿常由于饮食不节制，食物在胃肠积聚而不消化，造成脾胃功能失常。慢慢地，可能就会出现消化系统及全身的病症，而捏脊对这些病症都能起到很好的治疗作用。

小儿常由于饮食不节，致使蓄食停聚胃肠，积而不消，停滞不化，造成脾胃功能失常等消化系统及全身的病症。而捏脊实际上就是通过捏拿的手法，将这些积而不化引起的病症消除，从而达到使人体恢复健康的目的。

有了积而不化这类状况的孩子，通常会不想吃饭、腹部满胀、烦躁哭闹、大便不调，等等。这种情况在中医上叫做"积滞"。"积滞"这两个字，含有积蓄和停滞的意思。

如果孩子积滞的时间长了，没有及时进行治疗，或者治疗的方法不恰当，会伤到脾胃，消耗过多的津液，进而影响到其他内脏器官。这样就会损伤全身气血，出现全身气血衰弱的病症。

从现代医学来讲，积滞所引发的病症通常包括消化不良、营养不良、消化功能紊乱症、肠道寄生虫病，以及由于上述疾病的迁延不愈而并发的贫血、佝偻病和多种维生素缺乏症，甚至某些更严重的病症。

如果积滞比较严重，孩子往往会面黄肌瘦，午后常有阵发性发热，孩子的小便则像米汤一样浑浊。如果长时间得不到恰当的治疗，孩子常会腹部隆起，身上青筋暴露，脸色青黄，皮肤和毛发焦枯，双眼视物模糊并出现溃烂。

原本身体健康的孩子，体内是不存在那些积滞的。说起生病原因，跟家长的喂养也有关系。现在的家长往往过于疼爱孩子，生怕自己的孩子吃不饱，于是将大量的食物一股脑儿地给孩子喂下去。这样的话，孩子往往由于饮食上没有节制，使吃下去的食物停留在了肠胃，堆集到一块儿却没有被完全消化，容易造成脾胃功能失调。另外，从病因上讲，有些医家认为除了由于饮食不节制可造成此种情形外,"气""血""痰"在体内的停聚,也会引起积滞的问题。

从饮食无度、食物不洁这方面来讲,我们应该对吃奶的孩子特别加以注意,如果孩子吃奶吃得过多,或者吃了过凉、不熟或不容易消化的食物,又或者孩子着了凉,就易导致吃下的东西停留在胃肠里,没有得到很好的消化,进而影响脾胃的消化和吸收功能。如果积滞时间过长,胃肠就容易不舒服。孩子会不想吃奶或食物,嘴里会有酸臭味,大便也会酸臭,还会感觉肚子发胀、撑得满满的。摸摸小孩的身体,会感到有些热,有的孩子脸颊也会发红。同时,有的孩子还会出现口渴、烦躁不安,晚上睡觉也变得不踏实了。

对于过了婴儿期的幼儿和学龄前儿童,一旦饮食不加注意,吃了过多的肉食、油炸食品和生冷的食物,或者吃下过多的寒凉及不容易消化的食物,如果这些东西在肚子里积聚不消化,就有可能使孩子的脾胃受到损伤。时间久了,不免会出现一些病症:比如不想吃东西,恶心,甚至呕吐。孩子会感觉腹部胀满或者疼痛,嘴里会有酸腐味,手脚心发热，烦躁不安，并且经常感觉口干，喜欢喝水。刚开始的时候，孩子可能会脸色发红，时间久了，脸色就发黄了。孩子的大便会有恶臭，并且有股发酸发霉的味道，大便里还可看到没消化完的食物。

另外，要关注患有肠道寄生虫病的孩子。由于孩子吃东西时不注意，不讲卫生，或有某些不良的卫生习惯如吮手指、饭前便后不洗手等，把寄生虫卵误食入嘴里，这就容易导致肠道寄生虫病的发生。一旦患了此病，小孩子往往会面黄肌瘦、精神萎靡不振、食欲不佳、恶心、腹痛、睡眠不安、大便时干时稀，并且有时候会有寄生虫排出，有些孩子睡觉时还可能有磨牙现象。从现代医学来讲，这些病症的产生，主要是因为寄生虫在人体的肠道内，对人体肠壁进行刺激并分泌毒素或某些代谢产物，消耗人体的营养，致使人体出现营养缺乏，消化功能变得紊乱。

上面提到的由于积滞所引起的病症，发病通常比较缓慢，病程也比较长，如果未引起重视，不注意治疗和调护，全身的气血衰弱表现会更加明显，就会影响孩子的生长发育，还可能引起或者诱发其

他一些疾病。应特别注意 6 岁以下的孩子，尤其是
3 岁以下的婴幼儿。

　　这种情况发展下去，如果没有得到恰当的治
疗，孩子往往会出现前述的腹部隆起、身上青筋暴
露、脸色青黄、皮肤和毛发焦枯等症状，还可能出
现厌食、腹胀、流口水、便秘等多种问题。而捏
脊，对这些症状都能起到很好的治疗作用。

家长也可以"望闻问切"

家长是孩子身边的医生，可以第一时间观察到孩子的健康问题，并且也可以运用"望闻问切"的手段，对孩子的身体健康情况做一个大致的诊断。

小儿身体内有了"积"这种不好的症状，出现厌食、腹胀、流口水、便秘等多种问题，作为中医医生，一般都是遵循中医诊断疾病的基本理论进行四诊——望诊、闻诊、问诊、切诊，之后综合分析了解病情，最后才做出正确的诊断。但是，由于小孩子表达能力还有些欠缺，通常不能用语言来描述自己的病情，即使较大的孩子，也不能全面地诉说自己的病症，这时候，作为家长，就可以凭借以下的方法来对孩子的健康情况做出一个大致的诊断。

望

望在儿科被列为四诊的首位。望的内容包括望神色、形态、五官、指纹等，通过这些丰富的望诊内容，可以较为全面地了解小儿内脏的寒、热、虚、实，了解小儿是否健康。这也能为判断小儿是否有积滞提供真实可靠的依据。

1. 神色

神色包括小儿的精神状态和面色。小儿精神愉快，面色红润，活泼伶俐，这些都是气血调和、精气充沛的健康表现。

当小儿体内出现积滞后，由于食物停留在胃肠内，得不到很好的消化，就会产生内热，积聚不散，小儿就会出现烦躁不安的情形，晚上睡觉也睡不安宁。这时候，小儿的脸庞还可能会变得赤红。如果积聚的内热得不到及时的排解，没有及时进行治疗，继续发展的话，会使小儿的气血变得衰弱，小儿就会变得懒得动弹、不爱说话、对什么都提不起兴趣，而且还会显得烦躁不安。

从小儿的面色上，也可以看出身体内各个器官的变化。如果小儿面色发青，那么可能肝出现了病症；如果小儿的脸庞颧骨处呈现出赤红，那么问题多半出在了心上；如果小儿的脸色发黄，那么需要注意一下脾；如果小儿的脸色过白，则可能是肺出现了问题；而如果小儿的脸色发黑，没有光泽，那么应该注意一下小儿的肾。

2. 形态

形态包括小儿的头部、四肢、躯干、肌肤、毛发、指甲等的形态。如果发育正常，那么小儿一般都会四肢活动灵活，肌肉丰满，筋骨强健，皮肤毛发润泽，指甲红润坚韧。

当小儿体内因积滞而出现了一些病症后，小儿的外在形态就会随着内部脏腑器官的变化而发生不同的变化。

因为肝之华荣在爪甲，如果肝气受损，小儿的指甲往往会干枯泛黄，没有光泽；如果小儿的心气受损，指甲就会显得苍白，有的也可能会呈现出紫色；如果小儿的脾因积滞而受到影响，由于脾主全身肌肉，小儿全身肌肉就可能萎缩，变得瘦弱，有的还会出现头大、脖子细的现象；如果小儿的肺因为积滞的影响而出现异常，此类小儿多半都表现为皮肤干燥，头发枯黄；而如果小儿的肾也因此出现了问题，由于肾主骨生髓，肾气如不能畅达地滋养骨骼，小儿往往就会出现颅骨闭合不良，牙齿萌出过晚。

3. 五官

我们人体的肝、肾、肺、脾、心五脏，与外部器官特别是眼、耳、鼻、口、舌有着密切的关系，脏腑如果发生某些病理变化，就可以反映在五官上。因此，通过观察五官，就可以洞察内部脏腑是否正常。

小儿因为体内积滞而致使脏腑出现病症，由此而引发的慢性营养不良及消化不良、面黄肌瘦、大便频繁并且酸臭等症状，在眼、耳、鼻、口、舌上都有反映。

（1）眼　很多人都知道，肝和眼之间是气脉相连，气息相通的。而我们的眼睛，还得到五脏精华的滋养。因此，小儿眼睛明亮，视物有神，活动自如，这些都是身体健康、气血充沛的表现。

当小儿因为饮食不当、肠道内感染寄生虫等问题导致肠胃功能减弱或紊乱，双眼往往会出现赤红，眼屎也会增多。如果延误失治，继续发展的话，双眼就可能随病情的轻重程度而表现出不同的症状。

如果病情延误，时间过久，小儿可能会因此变得双眼干涩、不时流泪，分泌物也随之增多；如果病位在心，小儿常常会表现为眼皮颜色变淡，有的还会发红并出现烂裂；如果是小儿的脾出现了问题，那么小儿在睡眠时，往往两只眼睛不能闭合；而如果此种问题影响到肺，小儿的白眼球则会没有光泽；至于肾，如果也受到影响，小儿则会表现为眼皮浮肿。

（2）耳　我们的耳朵跟肾的气脉紧紧相通，耳为肾之窍，又为胆经所经过。如果积滞失治，时间过久，小儿的耳郭可能会表现为颜色苍白晦暗，表明病位在肾；如果出现耳疮流脓，表明病位在肝。

（3）鼻　人类的鼻子同肺息息相通，如果肺受到积滞的影响，小儿的鼻子常有清涕流出，鼻子的周围会生出疮，有的还会出现鼻干、鼻痒的症状。

（4）口　脾跟口的关系很密切，而胃有脉络跟齿龈相互通连，如果小儿由于饮食无度，吃的东西停留在胃肠得不到消化从而变得对食物失去了兴趣，除了可能出现腹部胀满、大便不调等症状，小儿的牙龈还可能出现红肿溃烂，甚至还会口角生疮。

如果小儿积滞长期延误治疗，身体出现虚弱的症状时，病位在脾可表现为口唇苍白无血色，病位在肾则表现为牙齿松动，牙龈出血等。

（5）舌　舌头与我们的心有着密切的关联，并且舌头跟五脏都有关系。一般来讲，舌头的前部对应着心肺，舌头的中部对应着脾胃，舌头的根部对应着肾，而舌头的两侧则对应着肝胆。

正常健康的小儿，其舌头的颜色是淡红色的，并且舌头润泽、大小适中、来回伸缩活动自如，而小儿的舌苔则薄而白。

当小儿饮食不当，肠胃受到了一定的损害，舌苔常常会变得厚腻，舌头的颜色也变成红色，有的小儿的舌尖及舌体的侧面还会生出高出舌面的红色小刺。家长如果对这种情形没有过多的关注，延误治疗，病情可能会进一步加重。

一般来讲，小儿的肝出现了积滞，舌苔会变黄，舌体的颜色则变成青紫色；如果小儿的心受到影响，舌苔往往会变少，有的还没有舌苔，舌体的颜色也变得鲜红，并且干枯；如果影响到脾，小儿的舌苔会变得厚重而腻，有的舌苔还会脱落，而舌体的颜色会呈现为嫩红色；如果小儿的肺受到影响，舌苔会过于发白，或者有的舌苔变得很少，舌体的颜色则会发红并且显得干燥；而如果肾受到影响，小儿的舌苔会变成褐色，舌体的颜色也会变为暗红。

闻

闻，是指听声息，包括听声音（啼哭、咳嗽、言语等）和嗅气味（口气、大小便气味）两个方面。

闻的内容看起来没有望的内容多，但它的作用也不可忽视。通过闻，我们不仅可以弥补望、问、切的不足，还可以给捏脊治疗提供重要的线索和依据。

1. 啼哭声

每个人都听到过正常健康小儿的哭声：哭声响

亮，节奏感强，同时伴有眼泪的流出。

当满足了小儿的欲望（如哺乳、喂水等），或消除对小儿的不良刺激（如更换浸湿的尿布，调节室内的温度等）后，小儿的啼哭就会停止。

但是，当小儿因为饮食没有节制，吃的东西太多而胃肠失调，消化功能受损，形成积滞后，小儿就会出现明显的烦躁不安，并且啼哭不止，而这种哭声的气息很粗，声音也过于高亢。如果不加注意，发展下去，小儿的哭声就会随着出现问题的脏器不同，而出现不同的情况。

当肝因积滞出现了病症，小儿往往会啼哭不止，但哭时声音不太响亮；如果心因积滞出现问题，则小儿会一边哭，一边闹，哭声较为嘶哑；如果积滞影响到脾，小儿的哭声会显得细小，且绵绵不绝，不止不停；而如果积滞影响到肾，小孩的哭声则多半表现为呻吟不止。

2. 咳嗽声

患积滞日久的小儿，由于久病伤及肺气、肺阴，导致气阴两虚，多表现为干咳，无痰，咳声低弱。大家都知道，肺主气司呼吸，所以小儿咳嗽的同时，还可能出现发热、怕冷、流清鼻涕等症状。

3. 言语声

我们都听到过正常健康小儿的言语，它们通常都很清晰，并且有力。

当出现了积滞的病症后，小儿说话的声音会改变，说话时气息粗厚，声调高亢。如果积滞没有得到及时的治疗，再继续发展，小儿气血会变得衰弱，说话的声音也显得低弱无力。特别是当积滞影响到肺时，小儿在声音上的病态表现就会更为明显。

4. 气味

当小儿有了积滞不化的情况后，如果是因为奶吃得过多，或者吃了过凉、不熟及不易消化的东西引起的，闻一闻小儿的口气，会觉得有酸乳味，而小儿的大便则会有酸臭的气味。

如果积滞的问题是由小儿饮食不节制，吃了过多的肉食、油炸食品等不容易消化的东西引起的，闻闻小儿口气，则有一股酸腐味，小儿的大便会很臭，而小便往往变得量少且颜色深。

问

这里的问，是指询问症状，查问缘由。作为家长，应该了解孩子得病的原因。

1. 寒热

询问小儿的寒热，可以判断小儿病情是轻还是重，以及病变的部位。比如，当小儿出现了积滞的问题后，由于积留的东西热气不散，有的小儿脸庞会变成赤红色，摸一摸，还比较热；有的小儿则手足发热，呼出的气也是热的。

如果这种积滞的情形没得到及时的治疗，严重起来，就会使全身的气血变得衰弱，有时，小儿可能会并发局部的感染。如果积滞发展下去影响到肺，小儿的鼻子周围常常会生出疮，同时还可能出现高热、怕冷等症状。而如果影响到肾，小儿则往往会两脚发凉。

2. 胸腹

胸腹，指的是人的胸部、两肋及腹部。当小儿有了积滞的问题后，由于摄入的食物停留在胃肠内得不到消化，无论是吃奶不节制或是吃了大量其他的食物，小儿都会有腹部胀满的表现，有寄生虫感染的小儿还会有腹痛的症状。

如果积滞的问题得不到重视，没有及时地加以治疗而变得更为严重，小儿会随着积滞影响部位的不同而出现不同的胸腹部症状。

如果积滞影响到肝，小儿的腹部会出现小腹胀起并显出青筋；如果影响到心，小儿的胸部会有气息不通的症状；如果影响到脾，小儿的胃部会有憋闷感，按一按，会觉得硬且被东西充满，同时，小儿的腹部也会胀满；如果影响到肺，由于气息不顺畅、咳嗽，小儿的呼吸会有急促感；如果影响到肾，小儿则往往会出现小便频繁。

3. 饮食

关于小儿的饮食，家长要关注的是食欲、食量，以及饮食前后胃肠道所表现出的状况等方面的问题。

小儿的食欲好，吃东西的分量适中，吃东西前后没有不适感，并且大便正常，这些都是小儿健康的表现。出现积滞很多都是吃奶没有节制，吃东西过多或吃的食物不干净导致的。通过对小儿饮食情况的询问，就可以了解有无引起积滞的病因。

另外，通过对饮食情况的了解，还可判断病情的轻重与转变。如果小儿积滞的表现已经很长时间了，并且不想吃东西，身体变得消瘦，容易呕吐腹泻，并常常口舌干燥，大便散发出腥味，就说明病情比较严重，并且有了新的发展。如经过治疗，小儿在饮食的量上渐渐增加，体重也随之增加，全身的症状也逐渐减轻，那么就说明病情有好转的趋势。

4. 睡眠

正常的小儿，都有着安静的睡眠，当小儿有了积滞后，会变得烦闷急躁，不愿意睡觉，即使睡着了，也容易受惊。那些腹内有寄生虫的小儿，还会在睡梦中磨牙。

当积滞没有及时地进行治疗，变得更加严重，影响到其他器官甚至全身时，小儿就会因为随之而来的气血衰弱，而出现睡不安稳的症状，有的会出现盗汗，有的则在睡觉时眼睛半睁。

切

切，在这里指通过用手按压，触摸小儿皮肤，以及躯干和四肢等部位，来了解小儿的情况。

1. 皮肤

触摸小儿的皮肤，不仅可以了解皮肤的寒、热、汗的情况，同时还可以感觉皮肤是干燥还是润泽。

当小儿有了积滞的问题后，起初，小儿全身的皮肤可能没有明显的变化，但是局部的皮肤会出现灼热感。如果是因为哺乳不当的原因，小儿的面部皮肤会呈现出赤红色，用手触摸，会有灼热的感觉。如果是吃了过多的肉食、油炸食品、不熟的食物或过多的冷饮等不容易消化的东西引起的，小儿的手心和脚心也会有灼热的感觉。

如果积滞没有被重视，会进一步恶化。由于体内生热，小儿周身的皮肤摸上去就会有灼热感，特别是在午后，会更加明显。如果病情进一步发展，物极必反，小儿的四肢还会出现发凉的情况。

另外，在触摸皮肤的同时，我们还可以了解皮肤是否有汗，以及皮肤的营养状态。例如，因积滞而影响到肺的小儿，皮肤往往会显得没有光泽。

2. 头部

触摸头部，主要是为了检查小儿头顶未合骨缝的地方——囟门，也就是俗语说的"顶门儿"，检查它的闭合、大小、凹陷、隆起等方面的情况。例如，如果小儿发生积滞，由于呕吐和腹泻的原因，可能会引起囟门的凹陷。如果积滞进一步发展，还可能会出现囟门闭合过晚的情况。

3. 躯干及四肢

触摸小儿的胸部，可以检查小儿胸骨的发育情况及呼吸情况。

当积滞时间过长，严重到一定程度，小儿胸骨的发育会受到影响而出现鸡胸、肋骨外翻。当小儿的肺因为积滞的发展而出现问题时，由于咳嗽和行气不顺，此时触摸小儿的胸部，会发现呼吸处于异常状态。

触摸小儿的腹部，也可以了解病情。当有了积滞后，小儿的腹部会胀满。当积滞进一步发展，小儿的腹部会有疼痛的感觉。另外，通过腹部的触摸，还可区别腹部的胀满是气滞引发的腹胀，还是内有积水或是有形之物（如肠中的粪便包块、蛔虫或肝脾肿大等）。

此外，通过对四肢的触摸，不仅可以了解手脚部位的寒热，还可以了解四肢肌肉的发育情况。

总之，通过对小儿全身的按压抚摸，可以为明确病情，进行捏脊治疗提供进一步的依据和线索。

第 **3** 章

学会捏脊，
把健康送给孩子

　　捏脊操作方便，简单易学，通常有 7
个手法，家长很快就能掌握。捏脊的时间
安排也很简便，只需每天进行 1 次，连续
6 天，便完成了一个疗程。

捏脊常用手法

捏脊很好学，它是用双手运用各种不同的手法，作用在小儿脊背上。可以说，它基本上都是手上的功夫，容易掌握。

我们了解了捏脊的历史及原理后，接下来要了解的，就是捏脊疗法的具体操作了。大家都已经知道，捏脊是用双手运用各种不同的手法，作用到小儿脊背，以达到理想的疗效。

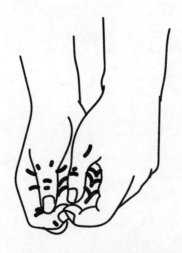

图 3-1　捏脊的姿势

它的基础姿势是：给孩子进行捏脊的家长、医师或其他人员，将双手的中指、无名指和小指握成空拳状，食指半屈，拇指伸直并对准食指的前半段，各个手指都要自然，不要绷得太紧（图 3-1）。

捏脊开始操作时，应从小儿尾椎下的长强穴（图 3-2）开始，操作者双手的食指与拇指要互相合作，在食指向前轻推小儿皮肤的基础上，与拇指一起，将长强穴的皮肤捏拿起来，然后沿着督脉，自下而上，左右两手交替合作，按照推、捏、捻、放、提的顺序，自尾椎下的长强穴向前捏拿至脊背上端的大椎穴。有时，还可根据病情，将捏拿的部位延伸到脑后发际内正中直上 1 拇指宽处的风府穴，这样，就算捏完了 1 遍。可以说是简单易学，并不复杂。如此循环下去，根据小儿的病情及体质，我们可捏拿 4～6 遍。

从第 2 遍开始，之后任何一遍中，操作者都可以根据小儿出现的不同症状，采用"重提"的手法，也就是每捏 3 下，提拿 1 次，有针对性地刺激一些背俞穴，以便加强疗效。等最后一遍捏拿结束后，操作者可用双手的拇指指腹，采用揉、按并用的手法，

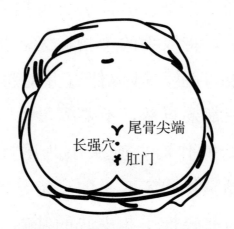

尾骨尖端

长强穴

肛门

图 3-2 长强穴位于尾骨尖端和肛门之间凹窝处

对腰部的肾俞穴揉按数次。这样，捏脊操作的过程全部结束。

结束后，我们需要立即给小儿穿好衣服，避免受凉，并且，小儿要休息半小时后，才可以吃东西。

捏脊的时间安排很简便，只需每天进行 1 次，连续 6 天，便完成了一个疗程。根据医师的临床验证，如果捏脊的操作手法得当，经过一个疗程的治疗，小儿的病情都会有不同程度的改善。如果小儿身体状况改善不明显，需要继续治疗的，可间隔半个月到一个月，再进行第二个疗程，或者改用其他治疗方法。

七种常用捏脊手法

总的来讲，捏脊操作的手法比较简单易学，但是要真正做到熟练灵活，得心应手，还要对整个捏脊操作中常用的推、捏、捻、放、提、揉、按等手法有一个比较深入的了解。为了使家长更好地掌握捏脊的操作，以达到满意的治疗效果，下面就分别介绍捏脊操作中常用的 7 种手法。

1. 推法

推法，是捏脊的第一种手法，其具体的操作方法是：操作者用双手食指第 1、2 节的背侧，紧贴着小儿捏脊部位的皮肤，自下而上，均匀而快速地向前一推（图 3-3）。

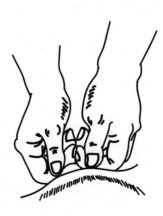

图 3-3　推法

　　我们要注意的是，这个手法在运用时，操作者双侧食指在向前推动的瞬间，力量不可过猛，如果力量过猛，容易出现滑脱，或划伤小儿的皮肤。

　　2. 捏法

　　捏法，是捏脊的第二种手法，它的具体的操作方法是：操作者在上述推法的基础上，双侧拇指与食指相互合作，将小儿捏脊部位的皮肤捏拿起来（图 3-4）。

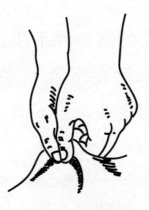

图 3-4　捏法

　　跟推法一样，提法在运用时，也有应该注意的地方。在操作时，操作者捏拿皮肤的面积及力量都要适中。捏拿面积过大，力量过重，会影响操作的速度，小儿也会感到过度的疼痛。而如果捏拿面积过小，力量过轻，孩子的皮肤容易松脱开，而且刺激性小，影响疗效。

3. 捻法

捻法，是捏脊的第三种手法，具体的操作方法是：操作者在捏拿着小孩捏脊部位皮肤的基础上，拇指与食指相互合作，向前捻动小儿的皮肤，左右两手交替着进行。如果手法娴熟，看上去就像海边的波涛一样向前滚动（图 3-5）。

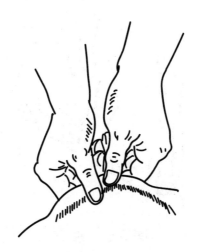

图 3-5　捻法

在运用捻法时，应该注意的是左右两手的配合，要使它们相互协调。向前捻动时，不要偏离督脉。捻动的力量要始终均匀适中。捏脊的中途不能停顿，也不要松脱，要一鼓作气，从督脉的长强穴一直操作到大椎穴（或风府穴）。

4. 放法

放法，是捏脊的第四种手法，也就是在上述推法、捏法和捻法三个手法的综合动作之后，随着捏拿部位的向前推进，皮肤自然恢复到原状的一种必然状态（图 3-6）。

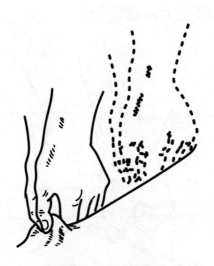

图 3-6　放法

如果放法动作的瞬间掌握得当，我们就可以使整个捏拿过程呈现出明显的节奏感。

5. 提法

提法是捏脊的第五种手法，具体的操作方法

是：操作者在捏拿小儿脊背第 2 遍之后的任何一遍中，在小儿督脉两旁的背俞穴处，双手的拇指与食指相互合作，在捏拿的基础上，分别将相应背俞穴的皮肤，用较重的力量向后上方用力牵拉一下（图 3-7）。

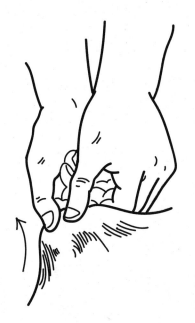

图 3-7　提法

这样做的目的是通过提法加强对某些背部俞穴的刺激，调整小儿脏腑的功能。运用这个手法时，应该注意的是操作者的力量。因为，提拉力量因人而异，一般来讲，年龄大的、体质强的操作者，其施加的力量可能会重一点，而年龄小的、体质弱的操作者，施加的力量可能就轻一点。值得提醒的是，这个手法如果操作得当，在重提的过程中，会发出清脆的声响。

6. 揉法和按法

揉法和按法是捏脊的第六与第七种手法，这两种手法在捏脊中一般是同时应用，具体的操作方法是：操作者在捏拿小儿脊背结束后，用双手拇指的指腹，于小儿腰部的肾俞穴处揉动的同时，再用拇指适当地向下施以一定的压力，也就是揉中有按，按中有揉（图 3-8）。

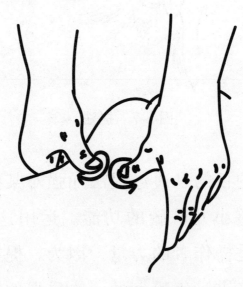

图 3-8　揉法和按法

这两个手法在运用时，应该注意拇指向下按压的力量不可过强。因为揉按的面积仅有拇指指腹的大小，如果力量过强，小儿会感到疼痛。

捏脊时要注意的几个问题

　　给小儿捏脊，是为了小儿的健康。为了更好地让捏脊达到明显的效果，我们可以加强对一些穴位的刺激，并且在饮食上要注意，最好不要让小儿吃芸豆、醋和螃蟹。同时，患有影响捏脊操作的某些病症或某些严重疾病的小儿，都不太适合进行捏脊。

　　前面已经讲到了，在小儿督脉的两侧，有足太阳膀胱经的循行路线。因此，在捏拿孩子脊背的过程中，除了刺激小儿的督脉以外，足太阳膀胱经也得到了相应的刺激。

　　足太阳膀胱经这条经脉在治疗小儿面黄肌瘦、头发干枯、营养不良、食欲不振、腹泻、便秘等方面之所以重要，是因为它在背部的循行路线上，有与人体内部脏腑功能密切相关的穴位。通过对这些穴位的良性刺激，就可达到调整脏腑功能、治疗脏腑疾病的目的。因此，在捏脊中，重提小儿背部的背俞穴是操作手法的重要一环。

以下是小儿常见症状与背俞穴的对应关系，重提小儿背部的背俞穴，能增强治疗效果。

症状	重提背俞穴		
厌食	大肠俞	胃俞	脾俞
腹泻	大肠俞	脾俞	三焦俞
呕吐	胃俞	肝俞	膈俞
便秘	大肠俞	胃俞	肝俞
烦躁	肝俞	厥阴俞	心俞
夜啼	胃俞	肝俞	厥阴俞
多汗	肾俞	厥阴俞	肺俞
尿频	膀胱俞	肾俞	肺俞
失眠	肾俞	脾俞	肝俞
惊风	肝俞	脾俞	肾俞

此外，前面也提到了，在捏拿小儿脊背时，有时还可根据小儿的身体情况，将捏拿部位从大椎穴延至风府穴。这里所讲的情况，是指小儿头部五官

症状比较明显，如双眼变得赤红，鼻腔也是赤红色，鼻翼溃烂，或者还有牙齿松动、牙龈溃烂、面黄肌瘦、双唇发红和经常咬牙等症状。如果小儿出现上述情形中一种或数种时，都可以在操作时延至风府穴。

有些食品需禁食

如果对有面黄肌瘦、毛发焦枯、营养不良、食欲不振、腹泻、便秘等问题的小儿进行捏脊，为了更好地达到满意的疗效，我们就该注意了，某些影响或削弱捏脊疗效的食品或调料，不要在捏脊治疗过程中或治疗之后进食。这些食品和调料，主要是芸豆、螃蟹和醋。

大家都知道芸豆，它是一种扁豆成熟后的种子，颜色紫红，从现代科学的角度来讲，这种扁豆种子中含有较多的植物蛋白及钙、磷、铁等多种对人体有用的营养元素。但是，这种食品煮熟后，质地黏腻，不易消化和吸收，因此，捏脊疗法把它列为小儿的禁忌食品。特别是在捏脊治疗期间，是不能食用芸豆的。

　　另外，螃蟹虽然是我们经常食用的一种美味佳肴，营养价值比较高，也曾作为药品列入《本草纲目》中，但按照中医药物气味的归属，螃蟹具有咸、寒的性质。因此，我们日常食用时，常和具有辛温性质的姜汁一起吃，这不仅是为了调味，也是为了抵御螃蟹的寒性。而患有食欲不振、腹泻、便秘的小儿，脾胃虚弱，最怕寒凉的东西来继续损伤脾胃。因此，那些有面黄肌瘦、毛发焦枯、肚子鼓胀、食欲不振、腹泻、便秘等症状的小儿，在脾胃功能尚未恢复之前，也不要吃螃蟹。而从现代医学的角度来讲，螃蟹作为一种异形动物蛋白，也容易使一些小儿发生过敏反应，加重小儿的病情。

　　说起醋来，大家都知道它是我们日常生活中不可缺少的一种调味品，同时，中医也把它列为药物之一。按照中药气味的归类，醋具有酸、苦、温等性质，如果食用过多，会对人体产生一些不利的影响。明朝李时珍所著的《本草纲目》中，就曾有过前人有关食醋过多对人体产生不利影响的论述。如"多食损筋骨，亦损胃""脾病毋多食酸，酸伤脾"等。因此，根据药性分析和前人的这些经验总结，醋也列为捏脊治疗中的小儿禁忌食品。

不是所有的小儿都适合捏脊

捏脊的适应证比较广泛，效果也比较明显，但是由于捏脊是操作者双手作用于小儿脊背，因此，凡是患有影响捏脊操作的某些病症或某些严重疾病的小儿，都不适合捏脊。因为操作时可能引起小儿哭闹，从而加重病情。有以下状况的小儿，都不宜捏脊。

如果发现小儿的后背有疖肿和外伤，或者小儿患有某些严重的皮肤病而出现背部皮肤破损，则不宜捏脊。

如果小儿患有严重的心脏病，捏脊操作时由于小儿哭闹，可能会加重病情甚至可能出现意外的险情，这类小儿还是不要捏脊为好。

如果小儿有某些先天性神经系统发育不全的情况，或者由于后天的原因，致使中枢神经系统出现明显的损伤，造成智力明显低下，也不宜捏脊。因为按照中医的理论，这类小儿因先天经络发育不健全，或因后天经络受到严重损伤，捏脊时治疗效果不佳。

如果小儿有某些出血性的疾病，由于捏拿脊背或小儿哭闹，可能会加重局部或全身的出血倾向。因此，这类小儿也不太适合捏脊。

如果小儿正患有某些急性、热性病，如麻疹、肺炎、菌痢等，也不宜捏脊。

第 4 章

做好捏脊准备，
家长孩子齐动员

在给孩子进行捏脊之前，家长要先做好准备工作，这样才能更好地发挥它的作用，取得更好的效果。捏脊前，一般要做好房间、床位、手、衣服等方面的准备。

捏脊之前要做的准备

俗话说，磨刀不误砍柴工。在捏脊之前，我们事先应做好准备，最好使房间光线明亮、温度适宜，保证有新鲜的空气流通。如果在床上捏脊，要注意床的高低和软硬。家长要保证手的卫生和整洁，同时也要注意保暖等问题。

作为操作者，在给孩子进行捏脊之前，我们要先做好准备工作，这样才能更好地发挥它的作用，取得更好的效果。反过来说，如果准备工作做得不好，效果就可能会受影响，甚至难以进行捏脊疗法的操作。比如说，捏脊时间的选择，一般应在早晨，并且孩子应空腹，这样效果就比较好。如果孩子刚吃完饭，立刻就开始，往往容易因哭闹而发生呕吐现象。同时，要注意室内的温度，如果室内温度过高，孩子就容易出汗，在捏脊的时候就不容易操作。而如果室内温度过低，孩子可能会因为在捏脊时暴露后背受凉，发生感冒。所以，捏脊前做好准备工作是十分必要的。

下面就从主要的几个方面，讲解一下捏脊之前都要做好哪些准备工作。

房间的准备

1. 光线明亮

捏脊时，孩子所在房间应该光线充足，以确保操作时取穴准确。同时，这还便于在操作过程中观察孩子的表情和局部皮肤的反应。

在晴天的时候，捏脊要尽量在靠近窗户的地方进行，充足的自然光是最好的光源。如果天冷的话，最好是让阳光直接照在用于捏脊的床上，这样能使局部变得温暖些，而且有利于预防佝偻病。天热的时候，为了保护孩子，应该避免太阳直射，可以在早上进行，或选择在朝南的房间里进行。在春天和秋天无风的季节，如果天气好，也可以在室外进行捏脊。

如果是阴天或晚上，可以打开室内照明灯。灯光以明亮而且柔和为宜。记住，最好不要用超过 60 瓦的射灯或较昏暗的、低于 25 瓦的白炽灯，也不要用彩色灯泡和工艺灯（如多彩的顶灯和壁灯）。这是因为，如果电灯的光线太强、太刺眼，对孩子和家长的眼睛都不利。假如灯光直射到小儿的眼睛，则会损害小儿的视力，所以应该尽量避免使用这种灯。而功率低的灯，它们的光线太昏暗，这就不利于家长在捏脊过程中观察孩子的表情（如痛苦、难受或想大小便等表情），而且不利于确定穴位的准确位置，因此不适合在捏脊时使用。至于带颜色的彩灯或多种颜色的工艺灯，通常它们的光线不够明亮，而且不能正确反映物体的真实颜色，如果在这样的灯光下捏脊，一般很难观察到被捏拿部位的皮肤是否发红、破损等情况。因此，捏脊时不宜使用彩灯和工艺灯。

2. 温度适宜

用于捏脊的房间，一定要保持适宜的温度。过冷、过热，都不利于捏脊的进行。在此提醒，可在家里准备一支温度计，以便随时观察室内温度。

如果在冬天进行捏脊，由于冬天天气较冷，室内温度不高，可以将用于小儿捏脊的床靠近暖气，或是在室内放置取暖器。在使用时，暖气或取暖器应距离推拿床（或孩子）1 米左右。如果靠得太近易烫伤孩子，离得太远则取暖效果不理想。最好的办法是使用空调，但应注意空气流通。

如果在夏天捏脊，因为气候炎热，室内温度常可能高达 35℃ 以上，就连成人都会感到闷热不舒服，更何况娇嫩的小宝宝。这时，家长也可以打开室内的吊扇（或台扇），如果有风力柔和的转叶扇则更为理想，最好把电扇控制在慢风速上。要注意，电扇不要直接对着孩子吹，尤其是婴幼儿。

3. 空气流通

为什么要特别提出保持空气流通这一点呢？因为现在很多家庭都在使用空调，或者为了房间的保暖，人们将所有的门窗关得严严实实，尤其是在孩子得病的时候，为了避免孩子因受寒而加重病情，家长会把门窗关得更加严实。这样做，虽然有利于保持房间的温度，却会因为门窗关得太久或人在房间内停留时间过长，导致空气不清新，二氧化碳浓度过高。这就非常不利于孩子的健康，也不适宜给小儿进行捏脊治疗。

保持空气清新，有很多办法。可以定时打开门窗，每天打开 2 次，每次至少半小时。天冷的时候，在开门窗时，则需要将孩子转移到别的房间，或者让孩子到室外去晒晒太阳，空气流通一阵以后再回来。夏天天气炎热，除了将家里的门窗打开外，还可以打开电扇或换气扇，使房间的空气流通。但要注意，别让电扇对着孩子吹，防止着凉。

4. 环境安静

用于捏脊的房间，其周围的环境应该是安静的。过于喧哗、吵闹的环境，会影响孩子的情绪，尤其对于胆子较小的幼儿或 1 岁以下的婴儿。突如其来的爆裂声、叫喊声、汽车喇叭声、楼上地板的敲击声等，都会导致孩子惊吓哭闹。所以，在给小儿捏脊时，我们要尽量避免诸如此类的声响。

基于上述的原因，我们在给小儿进行捏脊时，应将电脑、电视机、音响、收录机关掉，或将音量调得较小些，不要在捏脊时放声响较大的音乐。

虽然抒情、典雅、轻松悠扬的音乐对稳定孩子情绪有较好的作用，但最好还是将音量调得小些。

如果是在孩子熟睡时进行捏脊，那么家长走路、说话、放置物品时，都要注意不要声响太大，以免吵醒熟睡的小宝宝，影响捏脊的进行。如果住在繁华吵闹的地段，则应选择人少、周围较安静的时间给小儿进行捏脊，比如晚上。而如果有的孩子生性有些害羞，怕见生人，那就不要在家里有客人来访时进行捏脊。

床的准备

小儿捏脊，常常需要在床上进行，用于捏脊的床高低、大小、软硬是否适合，对孩子和家长都很重要。不适合的床，可能会给捏脊带来一些不便。

1. 高低

用于捏脊的床过高、过低都会影响捏脊的操作。床太高，可能容易使家长在捏脊时感到疲劳，以致影响捏脊的正确进行，所以不能选择太高的床进行捏脊。同时，过低的床也不好，在过低的床上进行捏脊时，家长往往只能跪着或蹲着进行操作，时间稍久，就会感到腰酸腿麻而不能坚持。因此，我们选择的床，较适合的高度为 45～55 厘米，在这样高度的床上捏脊，家长可以坐着进行操作，这不但便于操作各种手法，而且比较舒适。

2. 软硬

在给小儿捏脊的时候，太硬的床会让孩子感到不舒服，而且容易碰伤。太软的床，则对孩子的骨骼发育非常不利，可能会影响孩子脊柱的正常生理弧度；而且，太软的床还会影响操作者对手法力量的正确掌握。

如果家里的床为硬板床，则可以在床上铺一层棉絮（不要太厚），再铺上床单即可。如果家里的床是较新的棕绷床、钢丝床，弹性较好，那铺上床垫后就可以使用。如果孩子是小于 3 周岁的婴幼儿，那么别忘了再垫上一张塑料纸或一次性尿垫（一般 50×50 厘米大小即可），以免小宝宝把床尿湿了。注意，最好不要使用席梦思床和已经失去弹性而下陷的旧棕绷床。

3. 大小

用于小儿捏脊的床，一般大小在 150×100 厘米以上较好。一般家用的单人床、双人床都可以用。太小的不利于孩子平躺或改变体位，也容易使孩子从床上掉下来。

1～2 岁的孩子也可以在儿童床上进行捏脊。但要注意，不要在摇篮床上进行捏脊。

家长的准备

1. 手

家长每次给孩子捏脊之前，记得要用肥皂将手洗干净，否则手上沾染的病菌或其他的有害物质，会对孩子产生危害。

在冬天，家长手的温度很重要。一般的孩子，都会因害怕碰到家长冰凉的手而拒绝接受捏脊治疗，而且，太冷的手伸进孩子的衣服里面，直接接触肌肤，也会使孩子受凉。家长可以在洗净双手之后用热水浸泡一会儿，等双手温暖后再给孩子捏脊。

家长在给孩子捏脊之前，还应检查一下自己的双手是否患有皮肤病。有的皮肤病可能会通过捏脊传染给孩子，同时，这也会影响自己疾病的痊愈。因此，如果家长的手患有疥疮、湿疹、疱疹、癣或溃疡，特别是破损时，千万不要给孩子捏脊，必须等皮肤病或破损痊愈以后，再给孩子捏脊。

另外，由于孩子的肌肤柔嫩，在捏脊之前，家长一定要检查一下自己的指甲是否修剪光滑。也不要一刻都舍不得戒指、手链、手镯等饰物，摘除它们，以防止划破小宝宝的皮肤。

给孩子捏脊，主要是通过家长或医师双手的捏拿，来治疗小儿的一些疾病。通过一定的学习，每个家长都可以学会捏脊。而治疗效果的好坏，主要取决于家长的捏脊水平。捏脊水平的高低，又主要体现在家长的双手在捏脊过程中是否具有娴熟的手法和稳健又协调的动作。要想做到这一点，需要一定的腕力和指力作为基础。也可以这样讲，家长锻炼双手的腕力和指力，是掌握好捏脊的基本功。因此，家长平时可以加强腕力和指力以及手腕和手指灵活性的锻炼。

2. 情绪

请记住，捏脊是一种治疗方法，同时也是家长与孩子之间的感情交流。家长的任何一种情绪，都可通过捏脊的手法传达给孩子。因此，在捏脊之前，家长应检查一下自己的情绪，不要把一些不愉快的情绪带进捏脊治疗中。家长要对孩子充满爱心，语气、态度要和蔼、温柔，要面带笑容。须知，父母的爱也是一剂良药。在给孩子捏脊之前，我们可先亲吻、拥抱孩子，以便让孩子接受家长的抚摸，进而接受捏脊。

小儿的准备

1. 衣服

夏天，孩子的衣服穿得较少，捏脊进行起来比较方便。可是到了冬天，孩子的衣服往往穿得较多，给捏脊带来了困难。一般在捏脊之前，应该脱去孩子的外套，也可以松解开衣裤，使操作者的手能伸进衣服里，并能正确操作捏脊手法就可以了，不必完全暴露身体，以防止孩子着凉。

2. 饮食

在捏脊之前，不要让孩子吃得过饱，以免捏脊时出现吐奶、呕吐等现象。一般吃平时食量的七成就行了，也不要在刚吃完之后就立即捏脊，最好过15 分钟以后再开始。也不要在孩子饥饿时捏脊，饥饿的孩子会因想吃东西而不配合。

3. 大小便

在捏脊之前，最好让孩子先解决一下大小便，以免在捏脊过程中因要去大小便而影响捏脊的进行。

捏脊时的常用体位

针对不同年龄的孩子，我们采用不同的体位，这样能更有利于家长进行捏脊的操作，也能取得更好的效果。

上面提到了捏脊前家长、孩子以及环境等方面的准备工作，接下来，说一下小儿捏脊常用的具体的体位。

因为适用捏脊疗法的孩子的年龄跨度比较大，根据中医长期积累的经验，小儿从 1 岁开始就可以接受捏脊了。因此，可以这样说，捏脊几乎不受小儿年龄的限制。但是，为了更好地对不同年龄的孩子进行捏脊治疗，以达到满意的效果，在长期的实践和临床应用中，我们总结出不同年龄段孩子在捏脊时的适用体位。

1～3 岁孩子的体位

这个年龄段的孩子，由于年龄小，不能很好地与操作者互相配合，因此，这就要求家长的辅助。

具体的做法是：家长坐在一个椅凳上，解开孩子的衣裤，露出孩子的脊背，然后，将孩子俯卧于家长的一侧大腿上，孩子的下肢由家长的双腿夹紧（图 4-1）。

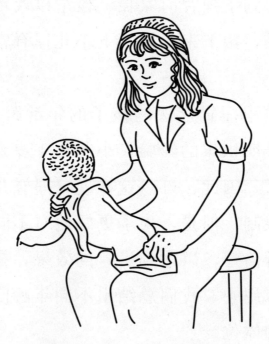

图 4-1　1～3 岁孩子的体位

捏脊时，家长用靠近孩子头部的一只手，将孩子的衣服向脖子部位撩开，另一只手，则可将孩子的裤子向下扒开，这样，就可以显露出孩子的整个脊背了。

采用这种被动的捏脊体位时，应该注意的是，家长的四肢力量不可过猛、过大，以防发生意外或使孩子受到惊吓。在捏脊过程中，孩子如果发生哭闹或挣扎，家长可用亲切的语言对孩子进行安抚，以便转移孩子对捏脊的注意力。

3～5 岁孩子的体位

这个年龄段的孩子已经开始懂事，因此有相当一部分的孩子，如果在捏脊前与其沟通好，做好说服工作，在捏脊时一般都比较配合。

因此，对 3～5 岁这个年龄段的孩子，可以不必采取 1～3 岁所使用的被动体位，但为了达到更好的效果，还是需要家长的辅助。

具体的做法是：家长坐在沙发或椅子上，然后，让孩子从家长一侧大腿的外侧，俯卧在大腿上。这时，家长的双手可以协助操作者，将孩子的上衣

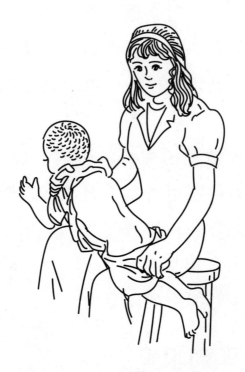

图 4-2　3～5岁孩子的体位

和裤子掀开，显露出要进行捏脊的部位（图 4-2）。

　　作为家长，采用这种体位应该注意的是，如果孩子不能很好地跟操作者配合，在捏脊进行过程中哭闹或是挣扎，家长可以用双手分别固定住孩子的头部和臀部，但要注意力量不要过猛、过大。

　　如果孩子实在不配合，也可以改用1～3岁孩子捏脊的被动体位。

5～7 岁孩子的体位

处于这个年龄段的孩子，基本上都能听懂家长的话，因此，一般来讲都能配合捏脊的进行。

5 岁以上的孩子，一般身高都达到或超过了 1 米，因此在进行捏脊时，可以采取直立的体位（图 4-3）。

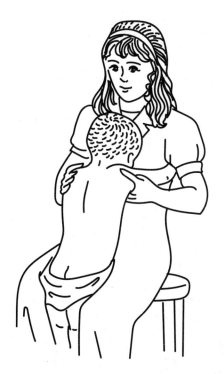

图 4-3 5～7 岁孩子的体位

如果你有这个年龄段的孩子，作为家长，可以坐在沙发或椅子上，解开孩子的腰带，上衣最好也脱下来，并让孩子站在家长的双腿中间。这时，家长可以双手扶住孩子的肩部，使孩子的头和肩部依靠在家长的胸前。

采用这种捏脊体位应该注意的是，由于孩子脱去了上衣，因此要求室温不宜过低，以避免着凉。

7 岁以上孩子的体位

7 岁以上的孩子，因为年龄较大，已完全可以独立地接受捏脊，不再像前面提到的，需要家长很多的辅助。

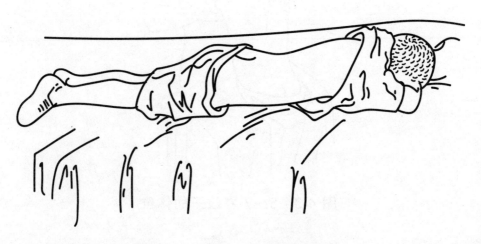

图 4-4　7 岁以上孩子的体位

7 岁以上的孩子，可以让其解开上衣和裤子，然后趴在床边。身体要自然放松，双臂可向前弯曲，使两手置于头的下面（图 4-4）。

另外，如果家里的小宝宝很配合，即使在 7 岁以下甚至 3 岁以下，也可以让其采用这种体位。

采用这种体位应该注意的是，床不宜过高，否则会影响捏脊的操作。

给孩子捏脊的家长的体位

家长自己动手给孩子捏脊，要注意自然、舒适和简便。因此，家长捏脊时的体位，可以灵活掌握，不需要固定在某一种体位上。

一般来说，家长的体位要随孩子采用的体位而变化，如上面提到的 4 种年龄段孩子的体位中，前面 3 种比较适合家长站在孩子正后方（图 4-5），而对第 4 种 7 岁以上的孩子来说，家长则适合站在孩子的侧后方（图 4-6）。

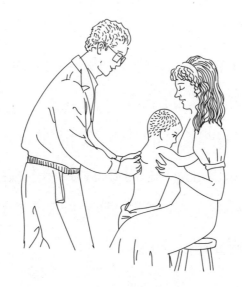

图 4-5　站在孩子正后方

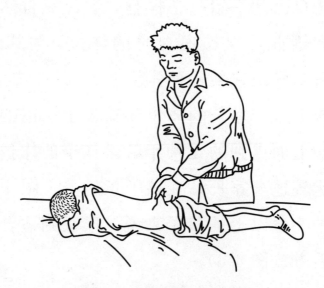

图 4-6　站在孩子侧后方

第 **5** 章

家长来捏脊，
小儿常见病症轻松除

小儿如果出现厌食、腹胀、便秘、流口水、尿床等问题，家长不用过于发愁。给孩子捏脊，再加上常见的按摩手法，不但疗效确切，而且对孩子的身体也有非常好的保健作用。

厌　食

孩子不吃饭，厌食，往往会面黄肌瘦，没有精神，身体也可能出现其他方面的问题，这不免让家长头疼。不过不用太担心，捏脊在治疗厌食方面有很好的作用，疗效显著。

现在让很多家长头疼的一件事，就是孩子不喜欢吃饭。一顿两顿也就罢了，有的孩子是一连很多天都没有食欲，有的是一顿饭吃一两口就把碗放下了，还有的孩子一点都吃不下，看到饭菜或者闻到饭菜味道就恶心。经过一段时间之后孩子就会面黄肌瘦，也没什么精神。

有的家长可能觉得是因为孩子顽皮，或者是零食吃多了才会这样。其实这是一种误解，很多孩子平时没怎么吃零食，或者还没有到吃零食的年龄，也会时不时就出现这种现象。医学上，我们把这种现象叫做"厌食"。

厌食，在孩子各个年龄段都有可能会发生，但主要还是在 1～6 岁这个年龄段的孩子最为常见。厌食的孩子，除了不愿意吃饭之外，一般也没有其他不舒服的感觉。但是家长千万不能因此就忽视这个问题。因为孩子厌食时间一长，不仅会因为营养吸收不良，慢慢地变得无精打采，更重要的是，这还会直接导致孩子免疫力下降，如此一来，孩子得其他病的概率就会提高，严重的甚至还会影响孩子的发育。有的孩子除了面黄肌瘦，头发也比较少，而且显得没有光泽，这些都有可能是厌食引起的。有的孩子还会出现肚子胀大、青筋暴露等症状，这对孩子来说是一种痛苦，家长看在眼里，内心也很煎熬，这时，就需要想办法来治疗了。

厌食的原因

从中医角度说，孩子出现厌食这种症状，原因也不是单一的，当然表现出来的症状也是有差别的。中医讲求"辨证施治"，从来就不讲一刀切，这也是中医的优势所在。

传统中医归纳出来的产生厌食的原因，第一个就是"乳食不节"。这里面说的"乳",就是喂奶；"食",也就是日常饮食。孩子小的时候，喂奶如果不规律，想起来的时候就喂，每一回喂多喂少也不注意，这样时间长了可能导致孩子厌食。同样，等孩子稍微大一点，2岁或者3岁可以吃饭时，小孩子一般都好动，也不一定肯按时吃饭，如果这个时候家长娇惯孩子，让孩子饿一顿饱一顿的，吃饭的量、时间，包括吃的东西都没有规律，这样肯定会损伤孩子的脾胃功能。等到时间一长，孩子的消化吸收功能都受损了，不厌食都不可能。所以，这就要求我们的家长一定要注意养成孩子规律的饮食习惯。

孩子厌食还有一个原因就是病后失调。孩子本来身体发育就不健全，也容易受到外邪的侵害。患病本身对脾胃功能就会产生不良的影响，加之治病的时候孩子肯定还得吃各种药物，有些药物也会损害脾胃功能。尤其是那些患上慢性病的孩子，脾胃功能一般也比较弱。

每个家长应该都有体会，那就是我们的孩子并不知道什么叫做"卫生习惯"，很多孩子习惯性地吮吸自己的手指，或者抓到什么东西就往嘴里面塞，这样很容易感染肠道寄生虫。这种情况也会导致孩子厌食，这可算作引起孩子厌食的第三个原因。

第四个原因，是"情志失调"，往往是因为孩子受惊吓造成的。因为孩子神经系统还没有发育完全，如果突然受到意外的惊吓，不管是突发事件还是异常的声音，也有可能是被家长打骂之后惊吓过度，都会影响到孩子的消化功能。

最后一个原因就是先天不足，临床上也可见到那种一出生体质就不好、先天脾胃功能不足的孩子，这样的孩子也会厌食。

厌食的类型

前面讲了厌食的原因，接下来讲一讲作为家长，我们应该怎样辨别厌食的种类。通常，中医把厌食分为三种类型。

1. 胃肠积滞型

第一种叫做"胃肠积滞"，这种类型主要是因为孩子吃奶吃多了或者是饮食结构及规律不合理引起的，就像现在有的小孩子喜欢吃油腻的速食，就很容易引起厌食。

这一类型最典型的症状就是孩子会烦躁不安，晚上睡不安稳；有的孩子还会出现口臭，还在吃奶的孩子可能嘴里会有乳酸味。此外，还有一个突出的特点就是孩子的腮部会呈现赤红色，手脚心会发热，这都是典型的内热的表现。所以，不可避免的，孩子还会有小便偏黄、大便干燥的表现。其实，只要在孩子大小便的时候注意观察一下，就很容易判断。

2. 脾胃虚弱型

小儿厌食的第二类叫做"脾胃虚弱"，这一类型孩子主要表现出来的症状就是面黄肌瘦，孩子总显得没精神，话也不多，饭吃得很少，但是大便的量却比一般孩子要多一些。还有一个特征可以供家长判断，那就是这种孩子的舌头也没有正常孩子那样红润。

3. 先天不足型

第三类厌食主要是孩子先天不足、元气虚弱引起的，所以称之为"先天不足"。

这种孩子一般生下来之后，听哭声没有一般孩子响亮，吸奶也不如正常孩子有劲。有的孩子睡觉的时候眼睛还不能完全闭合；排泄的时候，大便会松散或者是久泻不止。

厌食的捏脊疗法

前面提到过，小儿捏脊主要是通过刺激孩子的督脉，也就是人体的阳气所在，还有督脉周边的背俞穴，来激发小儿全身阳气以及五脏的功能，从而达到调理脏腑的作用。

针对厌食的孩子，我们首先要做的是，从长强穴到大椎穴来回捏 4～6 遍，需要注意的就是，从第 2 遍开始，家长们就要采取"重提"的手法，也就是每捏 3 下，提拿 1 次。这样孩子可能会有点疼，但是能够有针对性地刺激孩子的大肠俞、肾俞和脾俞这几个穴位，就能够增强治疗的效果。

在捏完之后，孩子背部肯定有点发红，这时候暂时不需处理，让孩子自己慢慢恢复就好。还需要注意的是，一旦捏脊结束，就要给孩子穿好衣服，这样主要是避免受凉。捏脊后的孩子，最好还要让其休息半个小时，在这期间不要让孩子吃东西。

像这样，每天捏 1 次，连续捏 6 天就是一个疗程。

厌食常用按摩手法

除了捏脊之外，我们还可以配合按揉一下足三里这个穴位（图 5-1）。

足三里穴位于足阳明胃经上，揉捏足三里能够很好地调节孩子的肠胃功能，增进食欲，减少厌食的可能（图 5-2）。

足三里穴位于人体的腿部。我们膝盖的髌骨下外侧都有一个凹陷，这个凹陷就是犊鼻穴，足三里穴在犊鼻穴下面。我们将孩子的 4 个手指并排放在犊鼻穴下面，孩子的小指下缘和胫骨有一个交叉点，在这个交叉点外侧大约 1 拇指的位置就是足三里穴。

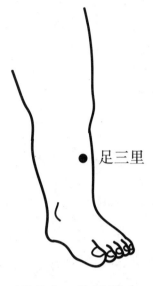

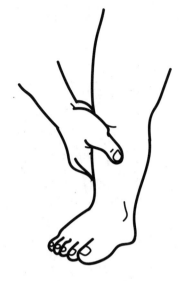

图 5-1 足三里穴   图 5-2 揉捏足三里

　　除了足三里穴，我们还可以给孩子"补脾经"和"揉板门"。

　　孩子的"脾经"，在大拇指的外侧，大拇指的内侧是指大拇指和食指靠近的一侧，和它相反的一侧就是外侧（图 5-3）。

　　"补脾经"，就是让孩子把大拇指伸直，我们用手指沿着孩子大拇指的外侧从指尖向手掌方向推，用力要均匀，每天连续推 100～200 次（图 5-4）。

　　"板门"和"脾经"一样，也是孩子特有的穴位。在孩子手掌的掌面，大拇指根部到手腕之间，在伸开手掌时明显隆起的部位，就是"板门"（图 5-5）。

　　"揉板门"，就是用手指揉板门穴。让孩子坐在对面，用左手固定孩子的手掌，用右手拇指在穴位上按揉，每天连续揉 100 次（图 5-6）。

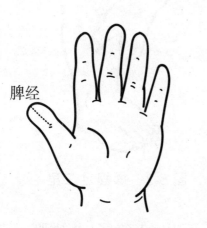

图 5-3　脾经

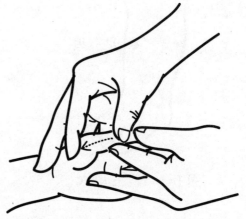

图 5-4　补脾经

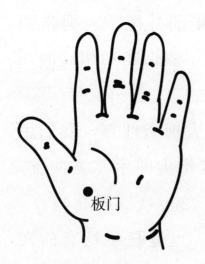

图 5-5　板门

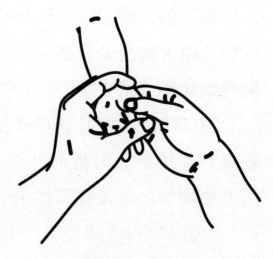

图 5-6　揉板门

厌食的预防与护理

要预防小儿厌食，最主要的是要培养孩子养成合理而规律的生活习惯和饮食习惯。比如，一定不能偏食，这样才能保证孩子摄取到均衡的营养。如果孩子吃腻了或者食欲不振，家长可以经常换一换菜的口味。还需要注意的就是在吃饭的时候不要分散孩子的注意力，最好一家人吃饭的时候安安静静，电视机也不要开，更不要在吃饭的时候批评教育孩子。只有家长以身作则，孩子才会效仿，形成好的习惯。

等到孩子稍微大一点，就需要注意孩子有可能会暴饮暴食，或者是在夏天的时候吃冷饮、冷食而不知道节制，这都是应该避免的。如果孩子得了病，一定要及时治疗，这样才能够保证孩子的脾胃功能不受到严重影响。

腹　痛

对于孩子的腹痛，除了治疗以外，适当的调理和预防也是非常重要的。治疗腹痛，在捏脊之外，还可揉按外劳宫、一窝风等穴位。

腹痛，是指孩子肚子的某一个部位或者整个肚子都疼，有的会连续疼一段时间，有的则是有间歇的，一会儿疼，一会儿不疼。比较小的孩子，不能准确说出自己的感觉，只是一个劲儿地哭闹，偶尔会用手去摸一下肚子；较大的孩子，虽然能说出肚子疼，却往往不能准确描述出疼痛的部位，有时候还把其他部位的疼痛说成肚子疼，这就给正确判断孩子的病情带来很大的困难。所以，爸爸妈妈一定要详细询问和仔细观察，以便准确掌握孩子的病情。对于比较小的孩子，如果突然哭闹，或者隔一会儿就哭闹一回，有的哭的时候还弯着腰，这时就要考虑孩子是不是腹痛了。

腹痛的原因

实际上，有很多疾病都可能导致孩子发生腹痛。比如寄生虫病、阑尾炎、肚子着凉、便秘以及消化道的炎症或痉挛等，这些都会引起孩子肚子疼。

当孩子肚子疼的时候，家长一定不要慌，一定要冷静地搞清楚孩子的情况，要弄明白孩子是肚子的什么地方疼，除了肚子疼，孩子是否还有其他不舒服的感觉和表现。

一般来讲，如果孩子整个肚子都隐隐作痛，喜欢热乎的东西放在肚子上，比如家长的手，或者伴有呕吐、拉肚子，出现这样的情况，大多数是由于孩子肚子着凉了，或者吃了凉的东西。

如果孩子感觉整个肚子都在疼，不让成人把手放上面，并且呕吐、拉肚子，嘴里的气味也比较重，这种情形大都是由于孩子吃的东西不消化；如果孩子小腹疼痛，呕吐并且拉肚子，则有可能是肠炎；如果孩子肚子疼得很突然，疼得也很厉害，甚至有时会把身体蜷曲起来，但过一会儿就不疼了，这有可能是蛔虫病；如果孩子右下腹部疼，就需要进行相关检查，明确是不是阑尾炎了。

以上讲了这么多，大家都已清楚，很多疾病都可能导致孩子肚子疼，所以我们一定要仔细观察，并详细询问孩子，尽可能全面地了解孩子的病情，从而做出正确的判断。

中医通常把腹痛的原因归纳为三种，下面就给大家简要地介绍一下：

一种是由于家长护理得不恰当，比如给孩子穿的衣服过少，或者给孩子吃了凉的东西，比如吃了较多的冷饮或者喝了过多的饮料，都能导致孩子肚子受凉，发生腹痛。

另有一种原因是，由于孩子吃东西没有节制，家长也没有很好地控制，导致孩子吃得过多，或者吃了较多不容易消化的食物，导致食物停积在消化道中，没有被及时地消化，导致腹痛。

第三个原因，就是孩子饮食不卫生，吃了不干净的东西，感染了寄生虫导致腹痛。

腹痛的类型

前面已经介绍了，中医把腹痛的原因归纳为三种。在对腹痛进行治疗时，我们就根据导致腹痛的三种不同原因，把腹痛分为三种不同的类型，即寒痛型、伤食痛型和虫痛型，从而进行不同的治疗。

1. 寒痛型

所谓的寒痛，就是由于孩子的肚子着凉而引起的腹痛。这种腹痛往往是阵发性的，如果用热水袋敷一下或者用手按一会儿，就会感觉舒服一些。而且，这时孩子的手和脚一般都比较凉。在腹痛的同时，还常常伴有呕吐，或者拉肚子，小便也比较多，小便的颜色则显得比较清亮。

2. 伤食痛型

伤食痛，是由于吃东西不节制、不消化导致的。这时孩子的肚子不仅胀痛，不让人触碰，还常常会呕吐和拉肚子，但孩子呕吐完，或者大便之后，通常就会感觉舒服一些。这样的孩子，一般吃饭都不好，而且嘴里的气味比较复杂，有明显的酸臭气味，而且舌苔一般都比较厚。

3. 虫痛型

虫痛，是由于孩子感染寄生虫而导致的腹痛。这种孩子的肚子疼起来，都是突然之间就发生的，而且肚脐周围疼得最厉害，但一会儿就又不疼了。有的孩子还伴有呕吐，比较严重的还可能在肚子上摸到聚集成团的虫子在动，孩子的大便里也可能发现虫子或虫卵。虫痛型的孩子一般都很瘦，还不愿意吃饭，有的孩子还喜欢吃一些特殊的东西，像土、煤渣之类的。

腹痛的捏脊疗法

针对腹痛的孩子，我们首先要做的，是从长强穴到大椎穴，捏4～6遍。需要注意的就是，从第2遍开始，家长们就要采取"重提"的手法，也就是每捏3下，提拿1次。这样孩子可能有点疼，但是能够有针对性地刺激孩子的脾俞、胃俞和肝俞这几个穴位，这样就能够增强治疗的效果。

捏脊完成之后，家长会发现孩子的背部有些发红，这都是正常反应，不用太在意，让孩子休息一下就好了。要注意的是，捏脊完成后，为了避免受凉，应该马上给孩子穿上衣服。

捏脊之后，最好让孩子休息半个小时，在这段时间内，就不要让孩子吃东西了。

像这样，每天捏 1 次，连续捏 6 天就是一个疗程。

腹痛常用按摩手法

除了捏脊之外，我们还可以配合给孩子"揉外劳""推三关"和"掐揉一窝风"。

"外劳""三关"和"一窝风"都是对治疗腹痛有特效的穴位。

"外劳"是指外劳宫。在孩子的手掌心，握拳的时候，中指和无名指指尖之间的位置，是内劳宫。在孩子的手背上，和内劳宫相对的位置，就是外劳宫（图 5-7）。揉外劳宫对于寒痛有比较好的治疗作用。一般要求用力均匀，连续揉

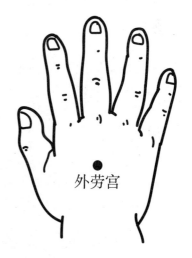

图 5-7　外劳宫

100～200 次。

"三关"，在孩子小臂的外侧（大拇指一侧）的边缘。在我们伸直大拇指的时候，在手腕外侧会出现一个深窝，从这个部位沿着小臂的侧缘向上，一直到肘部的外侧这一条直线，就是三关（图 5-8）。

"推三关"，就是用拇指侧面或者食指和中指的指面，沿着三关从手腕向肘部推，用力要均匀，连续推 100～200 次（图 5-9）。

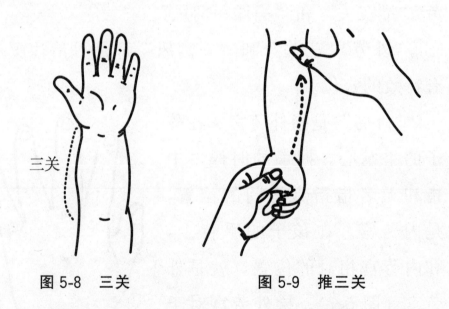

图 5-8 三关   图 5-9 推三关

"一窝风"在孩子的手腕上，手腕背面横纹正中凹陷的位置，就是此穴（图 5-10）。

家长可以用左手握住孩子的手，用右手拇指尖掐一窝风 5 次，然后再用食指或中指的指面连续揉一窝风 100～200 次，掐和揉的时候用力要均匀。掐揉一窝风对于孩子的寒痛和伤食痛都有比较好的治疗效果。

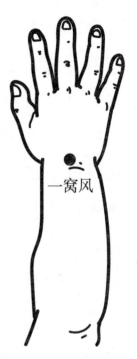

图 5-10　一窝风

腹痛的预防与护理

对于孩子的腹痛，除了治疗以外，适当的调理和预防也是非常重要的。

很多孩子腹痛，都是由于年龄太小，自理能力不强，不会通过躲避风寒或者增添衣服来调节寒热，比较小的孩子还不知道饮食的节制。所以，家长就要注意给孩子腹部保暖，不让或者少让孩子吃冷饮，以防止孩子因为肚子着凉而腹痛。

孩子的自控能力一般都不强，在面对好吃的和好玩的东西时，自己不能控制吃喝玩的欲望，这样就容易形成不好的生活习惯。所以，作为家长就要对孩子加以约束，控制孩子吃饭的多少，而且吃饭要有规律，不要饥一顿饱一顿，也不要让孩子看到好吃的就使劲吃。

另外，爸爸妈妈还要给孩子培养良好的卫生习惯，注意饮食卫生。要叮嘱孩子在吃饭之前和大小便之后都要洗手，洗手要认真洗，洗干净，平时吃的水果也要洗干净。这样，既可以避免食物中毒，又可以预防感染寄生虫。如果孩子有吮手指的习惯，一定要督促其改正。对于感染寄生虫的孩子，衣服和被子要经常洗晒。另外，要经常修剪孩子的指甲，在孩子每次大便后，要用温水清洗孩子的肛门。

腹 泻

腹泻，就是人们常说的拉肚子，它是一种孩子和成人都经常出现的病症。除了捏脊之外，我们还可以配合按揉上巨虚等穴位治疗腹泻。

腹泻，就是人们常说的拉肚子，它是一种孩子和成人都经常出现的病症。在孩子发生腹泻时，有的表现为大便比平时稀，甚至稀得像水一样；有的虽然大便不是太稀，但是大便次数比平时多很多；有的孩子大便中则可以看到没有消化掉的食物或者奶块。

不管是哪种情况，出现腹泻的问题，都是孩子的胃肠受到了影响，食物没有被很好地消化掉，就排出体外了，食物当中的营养成分，被吸收的也较少。所以，如果经常发生腹泻，就会严重地影响孩子的营养吸收，使孩子营养不良，甚至阻碍孩子的生长和发育。

腹泻在孩子的各个发育阶段都可能发生，年龄越小，发生的概率就越高，尤其 3 周岁以下的孩子更容易发生。这主要是由于年纪越小，孩子胃肠发育得越不成熟，胃肠的功能也就越弱。

另外，腹泻虽然在一年四季都可能发生，但在夏天和秋天则更容易出现。

较轻的腹泻，可能只是大便次数增多，没有其他不舒服的感觉。一般一天排便五六次，大便稀薄带水，有的呈现为黄色，有的呈现为黄绿色，有的还混有黏液。少数的孩子，还会伴有程度较轻的呕吐，不想吃饭，还可能发低烧。

严重的腹泻，一天大便可能超过十次，大便稀得像水一样，呈黄绿色，有酸臭味，孩子不仅不想吃东西，而且常常伴有呕吐和发烧。还有的孩子会伴有明显的口渴、口干，尿量减少，皮肤弹性变差，双眼凹陷；有的哭闹时没有眼泪，甚至还会出现高热、昏迷、抽搐。如果时间长了仍不加以治疗，还会出现其他一些并发症。

腹泻的原因

从中医角度来讲，引起腹泻的原因有很多。对于不同类型或者不同特点的腹泻，中医通过辨证论治，采用不同的方法进行治疗。正是由于中医的治疗方法具有较强的针对性，所以能取得良好的效果。

传统中医把腹泻的原因归纳为三种："感受外邪""伤于饮食"和"脾胃虚弱"。

"外邪"，是指一些与异常天气变化有关的因素，是从外界侵入人体的。"感受外邪"就是说，由于天气的异常变化或者生活环境的不适导致胃肠的消化、吸收功能障碍，发生腹泻。

"伤于饮食"，则是指由于对孩子喂养不恰当，饮食没有规律，或者吃了变质的食物，或者吃了过多油腻、生冷的食物，又或者吃的食物不卫生，都可能使脾胃受到伤害，胃肠功能受到影响，发生腹泻。

"脾胃虚弱"，则是指孩子的脾胃发育不完全，脾胃功能还比较弱，而孩子的生长速度较快，对营养需求较多，使得脾胃的负担较重，如果再照顾不好，就会使脾胃功能受到影响，发生腹泻。

腹泻的类型

中医根据上述腹泻发生的原因和腹泻的特点等将其划分为以下几种类型：

1. 寒泻型

第一种就是"寒泻"，这种腹泻的出现，往往和受凉有关，所以小孩常常有怕冷的感觉，大便较稀，颜色也较淡，并且腹部肠鸣音亢进，舌苔颜色则显得苍白而湿润。

2. 热泻型

第二种叫做"热泻"，这种腹泻多发生在夏天或秋天，一般出现这种腹泻的孩子会有发热、口渴、心烦急躁等热性的表现。这种腹泻发生较急并且量多，孩子的大便黏稠，而排出的粪便气味既酸又臭，孩子的肛门会发红，肚子疼起来是阵发性的，疼的时候就会出现腹泻，小便还会偏黄，舌苔则会发黄或发腻。

3. 伤食泻型

第三种情况，中医称之为"伤食泻"，主要见于吃奶的孩子，一年四季都可能发生。这种腹泻主要是由于吃的太多或者吃的东西不易消化，使食物没有被充分消化而滞留于孩子的消化道中，影响了胃肠的功能。"伤食泻"的特点是肚子胀痛明显，所以孩子大便之前常常哭闹，大便后疼痛和撑胀的感觉减弱或者消失。这种腹泻的大便气味酸臭，经常可以见到白色颗粒或瓣状物，以及没有消化的食物。小孩还会出现口臭，呼吸短而且急，手脚心发热，不想吃东西，晚上睡觉也不踏实等症状。

4. 脾虚泻型

第四种叫做"脾虚泻"，大多数情况是由于生病时间长或者经常拉肚子引起的。"脾虚泻"的特点是大便松散不成形或大便次数多，腹泻时轻时重，而且，有"脾虚泻"的孩子的身体往往较虚弱，脸色蜡黄，浑身没劲。

腹泻的捏脊疗法

针对腹泻的孩子，我们首先要做的是，从长强穴到大椎穴，来回地捏4～6遍，从第2遍开始，家长们要采取"重提"的手法，也就是每捏3下，提拿1次。要有针对性地刺激孩子的大肠俞、脾俞和三焦俞这几个穴位，这样就能够增强治疗的效果。

需要注意的是，捏脊结束后，要马上给孩子穿好衣服，避免受凉。捏脊后的孩子，最好还要让其休息半个小时，在这半个小时中不要让孩子吃东西。

像这样，每天捏1次，连续捏6天就是一个疗程。

腹泻常用按摩手法

除了捏脊，我们还可以按揉上巨虚穴治疗腹泻。

上巨虚穴在小腿前外侧，我们膝盖的髌骨下外侧都有一个凹陷，这个凹陷叫犊鼻穴，在犊鼻下6寸，也就是足三里穴下方，距其4指宽（孩子的4个手指并排）的位置，距胫骨前缘一中指宽的地方，就是上巨虚穴（图5-11）。上巨虚穴是足阳明胃经上的穴

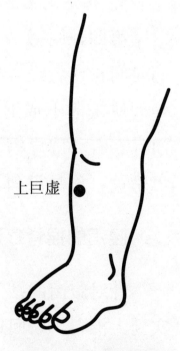

图 5-11 上巨虚穴

位，联系着胃，还联系着大肠，而腹泻正是胃肠功能障碍的一种表现。所以，捏脊之后配合按揉这个穴位，就可以调节胃肠功能，发挥止泻的作用。

在按揉上巨虚穴的同时，我们还可以配合"补大肠"，长时间腹泻的患儿还可以揉按复溜穴。

"大肠"是小儿特有的穴位，它在食指的外侧边缘，也就是靠近大拇指的一侧，从食指指尖到虎口之间，成一直线（图 5-12），或是食指掌侧，从指尖到指根成一直线。

"补大肠"，就是让孩子把拇指和食指张开，食指伸直，我们用手指从孩子食指的指尖推向虎口，用力要均匀，每天连续推 100 次（图 5-13）。

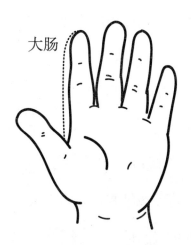

图 5-12　大肠穴

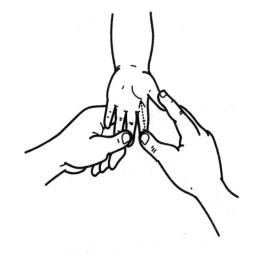

图 5-13　补大肠

复溜穴是足少阴肾经的经穴，在小腿的内侧面上。在小腿的内侧脚脖子部位有一个突起，叫内踝。从内踝的尖部到它后面的足大筋之间的中点，再向上 2 横指的地方，就是复溜穴（图 5-14）。

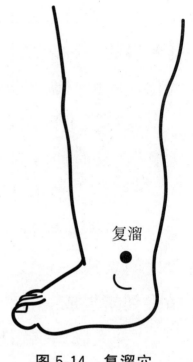

图 5-14　复溜穴

复溜穴具有调节人体的水液代谢和补肾的作用，使一部分水液分流出来从小便排出，肠道里的水少了，也就不腹泻了。正是由于它具有补肾作用，所以治疗长时间的腹泻更为适合。

腹泻的预防与护理

要预防腹泻，家长在给孩子喂奶时，要注意定时定量，奶瓶等用具要经常消毒，保持清洁。在孩子稍大一些时，增添其他食物要及时、合理。大一些的孩子，吃饭也要定时定量，并且家长还要督促孩子饭前便后洗手，这些都是预防孩子腹泻的重要方面。当孩子得了腹泻时，除了要及时治疗外，还要注意控制饭量，及时喝水以防脱水。小一些的孩子，还要注意臀部的清洁和干燥。

食 积

食积，一般发病的时间都比较长。但只要捏脊得当，加上按摩其他穴位，平时再注意一下饮食，这方面的问题是可以得到解决的。

食积，简单地说，就是食物停留、积聚在肚子里，中医认为，食积是积滞的一种。

我们健康人吃的食物，经过消化和吸收，营养物质被我们吸收和利用了，而剩余的东西，则以粪便等形式排出体外。可是，有些孩子由于脾胃的功能本来就比较弱，或者是由于吃东西不注意，而伤到脾胃，导致脾胃的消化功能减弱。当脾胃的消化功能不足以消化所吃的食物时，食物就积蓄在人体内。这样的孩子，常常不想吃饭，吃了饭也不消化，所以吃过饭后就感觉肚子发胀，有时候会恶心甚至呕吐。这样的孩子嘴里的气味很大，是那种酸臭味，而且其粪便味道也特别大。

这种病的发生，没有明显的季节性，哪个季节都可能发生。一般多发生于比较小的孩子身上，经过恰当的治疗后，很快就会好起来。但如果不及时治疗，或者治疗的方法不恰当，会使孩子脾胃的功能受到破坏，使孩子消化吸收的功能下降，导致营养不良，从而影响孩子生长发育。如果症状严重，孩子看上去会无精打采，还会面黄肌瘦、毛发干枯甚至稀疏并容易脱落。

食积的原因

这里说的食积，相当于现代医学中的急性消化不良、慢性消化不良和轻度营养不良症。现代医学认为，食积大多数是由于家长喂养不当，或者孩子经常呕吐、拉肚子，导致消化功能不健全而引起的。这样发展下去的话，可使孩子的免疫力下降，孩子也常常会发生贫血、维生素缺乏等一些并发症，时间长了，就会影响孩子的生长发育。

中医认为，孩子出现食积这个症状最主要的原因就是饮食不规律。要知道，孩子的脾胃发育还不成熟，功能还不是很完善，而且，孩子自我控制能力比较差，见到喜欢吃的食物就会吃得很多，当饭菜不合口的时候则会吃得很少甚至不吃，这样一饥一饱，就会使其消化功能受到影响，按中医的说法就是"饮食伤脾"。

还有一些孩子，由于本来体质就比较弱，或者因为曾经生某种病导致脾胃的消化和吸收功能比较弱，而发生积滞，按中医说法就是"脾虚夹滞"。

食积的类型

中医根据食积的发病原因和不同表现，把食积分为乳食内积、积热内蕴、脾虚食积三种类型。

1. 乳食内积型

乳食内积的孩子，多是由于吃东西不节制、不消化导致的，这样的孩子肚子不仅胀得厉害，有时候还会疼，并且不让别人碰。有时候孩子还会出现呕吐和拉肚子的情况，在吐完或者大便以后就会感觉舒服一些。这样的孩子一般吃饭都不好，而且嘴里的酸臭气味比较重，其舌苔一般也都比较厚。

2. 积热内蕴型

"积热内蕴"相对于"乳食内积"症状就要严重一些了，这样的孩子，肚子胀痛，不喜欢别人碰。经常想吐，却又吐不出来，而且大便一般还都不通畅，可能好几天才会大便一次。这样的孩子不仅嘴里的气味比较大，口腔和舌头还经常会出现溃疡。症状比较重的孩子还会发热，平时喜欢吃凉的东西，并经常口渴，其舌苔通常也很厚，并且颜色发黄。

3. 脾虚食积型

脾虚食积的孩子，肚子会发胀发痛，但喜欢用手去摸去按，有的孩子还喜欢把热水袋等热的东西放在上面。这样的孩子一般不喜欢吃饭，还经常感觉浑身没劲、乏累。而且，这种孩子通常较瘦，发育也较慢，往往有头发稀疏、发黄的表现，而且说话和哭的声音也比较小。

食积的捏脊疗法

针对食积的孩子，我们首先要做的是，从后背的长强穴到大椎穴，来回地捏 4～6 遍，需要注意的就是，从第 2 遍开始，家长们就要采取"重提"的手法，也就是每捏 3 下，提拿 1 次。这样能够有针对性地刺激孩子的脾俞、胃俞和肝俞这几个穴位，增强治疗的效果。

　　家长在给孩子捏脊后，一般都会看到孩子的背部发红，不要太担心，这属于正常情况，让孩子慢慢恢复一下，很快就好了。要注意的是，在捏脊之后要立即给孩子穿上衣服，免得孩子受凉。另外，在捏脊之后要让孩子休息一下，一般以半个小时为宜。

　　像这样，每天捏 1 次，连续捏 6 天，就是一个疗程。

食积常用按摩手法

　　在捏脊之外，我们还可以像前面章节提到的那样，配合给孩子按揉一下足三里这个穴位。通过按揉这个穴位，刺激孩子的肠胃功能，可以有效地减少食积的危害。

　　同时，除了按揉足三里穴，我们还可以像前面"厌食"篇章中讲到的那样，给孩子"补脾经"和

"揉板门"。

食积的预防与护理

对于食积的孩子，预防和恰当的护理是极其重要的。要给孩子养成良好的饮食习惯，让孩子按时、定量地吃饭，注意营养合理、全面。对比较小的孩子，要尽量母乳喂养，稍大一些的孩子，要及时添加辅食，对比较大的孩子，要纠正其挑食、偏食、吃零食等不好的习惯。

对于由于慢性疾病引起的食积，我们应该积极查找病因，采取针对性的治疗。

腹　胀

　　捏脊治疗腹胀时，有针对性地刺激孩子的脾俞、胃俞和三焦俞这几个穴位，能够增强治疗的效果。按揉足三里这个穴位不仅能增进食欲，还能增强人的消化和吸收能力，消除腹胀症状。

　　腹胀，就是我们平时所说的肚子胀满，有一些孩子只是自己感觉胀，但外表看不出明显变化；有的孩子不仅自己感觉发胀，而且从外表来看肚子也是胀鼓鼓的，甚至有的胀得很厉害，用手一敲就像敲鼓似的。

　　作为一种症状，腹胀在很多种疾病中都会出现，比如现代医学中的急慢性胃肠炎、胃肠神经官能症等。从中医的角度来看，孩子出了这种问题可能是由于饮食不当或吃东西没有节制，食物积聚在肠胃，不能正常消化引起的。

腹胀的原因

从中医的角度来看，很多原因都可能引起孩子腹胀。

有些孩子，由于自我控制能力较差，见到喜欢吃的东西就会吃很多，日子久了，就会使脾胃的消化和吸收功能受到影响，形成积滞，从而发生腹胀。

另外，有些孩子比较胖，或者平时喜欢吃油腻的食品，这种类型的孩子体内的水液运行不正常，也可以导致腹胀的发生。

还有一些孩子，出生后体质就比较虚弱，或者由于某些疾病导致身体不好，脾胃的消化和吸收功能也比较差，按中医来说就是"脾虚"，这样的情况也容易出现腹胀。

腹胀的类型

从上面介绍的腹胀的原因，我们就可以知道，中医通常把腹胀分为两个主要类型。

1. 食物积滞型

因为食物积滞而出现腹胀的孩子，通常会感觉肚子胀，而且大多数是肚脐和肚脐以上的部位胀得比较厉害，有的还疼痛明显，不让人用手摸。这样的孩子，有时候会感觉恶心，要吐又吐不出来，而吐出来的东西味道又特别大。如果留心的话，可以发现这种孩子平时嘴里的气味就比较大。另外，这种孩子通常大便不通畅，舌苔也很厚。

2. 脾虚型

因为脾虚出现腹胀的孩子，通常比较瘦，不喜欢吃饭，饭量很少。这样的孩子感觉肚子发胀时，喜欢用手去按去摸，有一些则喜欢用热的东西放在上面，摸一摸孩子的手脚，则会觉得发凉。这样的孩子平时总是感觉肚子满满的，总是不觉得饿，有一些还感觉气息不足，而且大便通常比较稀，有些孩子则总是饭后就要大便。

腹胀的捏脊疗法

针对腹胀的孩子，我们首先要做的是，从长强穴到大椎穴，来回地捏 4～6 遍，需要注意的就是，从第 2 遍开始，家长们就要采取"重提"的手法，也就是每捏 3 下，提拿 1 次。有针对性地刺激孩子的脾俞、胃俞和三焦俞这几个穴位，这样就能够增强治疗的效果。

捏脊之后，孩子的后背可能会出现发红的情况，这是正常现象，家长们不用太在意，让孩子自己恢复就可以了。要记得在捏脊完成之后，尽快给孩子穿好衣服，这样做主要是为了避免孩子受凉。此外，在捏脊后的半小时内，最好不要让孩子吃东西。

像这样，每天捏 1 次，连续捏 6 天就是一个疗程。

腹胀常用按摩手法

对于腹胀的孩子，除了捏脊之外，我们还可以像前面提到的那样，按揉一下足三里这个穴位。

按揉足三里这个穴位不仅能增进食欲，还能增强人的消化和吸收能力，消除腹胀。

除了足三里，我们还可以配合"按揉丰隆穴"和"推六腑"。

丰隆穴（图 5-15）在人的小腿上，是足阳明胃经的穴位，按摩此穴可以消除胃胀，增加食欲。

丰隆穴的位置很好找。在脚脖子的外侧有一个突起的骨头，叫"外踝"。在我们的膝盖上有一块近似圆形的骨头叫"髌骨"，在我们屈伸小腿的时候它也跟着上下移动。当我们屈膝的时候，在髌骨的下方有两个凹陷，内侧的叫内膝眼，外侧的叫外膝眼。从外膝眼到外踝之间做一条连线，连线的中点所在的位置就是丰隆穴。我们每天用拇指或者中指给孩子按揉丰隆穴 100 次，用力要均匀。

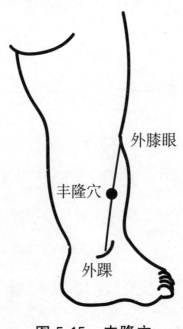

图 5-15　丰隆穴

"六腑"，是小儿特有的穴位，在孩子的小臂上。每个孩子手腕的手掌面都有一条横纹，肘的前面也有一条横纹，两条横纹的内侧端（靠近小指的一端）的连线所在的位置，就是"六腑"（图 5-16）。

"推六腑"，就是推拿"六腑"这个穴位，用手指沿着这条连线，从肘向腕推，又称"退六腑"。操作时，我们坐在孩子的对面，用左手固定孩子的左手，用右手拇指或食指的指面从肘向腕推，每天连续推 100 次（图 5-17）。

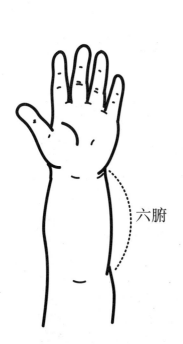

图 5-16 六腑穴

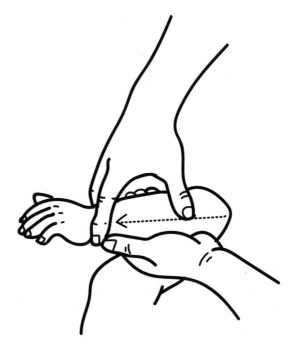

图 5-17 推六腑

腹胀的预防与护理

由于腹胀是消化系统疾病经常伴有的一种症状，所以除了进行捏脊治疗外，我们还要积极寻找导致腹胀的原因，采取针对性的治疗。

除此之外，我们还要注意培养孩子良好的饮食习惯，给孩子合理的喂养，不要以为吃的多就是好事。作为家长，要使孩子养成良好的生活习惯，避免寒冷的刺激。

呕　吐

孩子如果经常呕吐，可以用捏脊来治疗。同时，作为家长应该控制孩子的饮食，应坚持定时定量，千万不要让孩子暴饮暴食，也不要让孩子多吃冷饮、凉的食物和瓜果。

当一个人把吃进胃里的食物再吐出去，或者即使没有吐出去，也有想要吐的感觉，这就是呕吐。

中医认为，既吐出东西又发出声音的叫做"呕"，只是吐出东西而不发出声音的叫做"吐"，不吐出东西却发出声音的叫做"干呕"，就是老百姓说的"干哕"。但是三者之间是难以区分开的，而且发病机制和治疗方法基本相同，所以一般把这些现象统称为"呕吐"。

对于孩子来说，任何原因导致的身体不舒服或者心情不好，都可能引起呕吐。大多数情况下，呕吐是消化道病变造成的。

　　孩子吃得过饱时或者大笑后，肚子如果受到挤压都可能发生呕吐；当孩子吃了粗糙难以下咽的食物或者较苦的药物的时候，也会发生呕吐；当家长强迫孩子吃食物的时候，也常常会发生呕吐。对于这些单纯的呕吐，一般不需要治疗，因为呕吐有时是人体自我保护的一种反应。

　　婴儿时期的孩子，如果吃奶过多或者咽下气体，奶液就会从口角流出，称为"溢奶"。溢奶一般不属于病态，对身体没有影响。随着年龄的增长，溢奶会逐渐好转，1岁时溢奶即可消失。

　　如果出现呕吐前12～24小时内，孩子曾经吃了不干净或者变质的食物，那是孩子的胃肠道受到了病菌的伤害，这种呕吐用推拿治疗是最合适的。如果是不明原因的呕吐和喷射样呕吐，孩子同时出现发热、头疼、没精神等症状，这就需要去医院就诊了。某些药物在服用后，其副作用可能导致肚子疼、呕吐等症状，一般停药12～24小时后呕吐就会缓解。

呕吐的原因

从传统中医的角度来看，呕吐的原因也是多种多样的。不同原因导致的呕吐，往往具有不同的特点，治疗的时候也就要有所侧重。

中医把小儿呕吐的原因进行了归纳，主要有这样几个方面：伤食、胃寒、胃热和情绪因素。下面就介绍一下这几种导致呕吐的原因。

所谓"伤食"，是指由于吃饭喝水时没有节制或者不规律，导致脾胃受到损伤。小儿的胃肠还没有发育成熟，功能也比较弱，当饮食不当时，脾胃更容易受到损伤，脾胃的功能就会受到影响，这样吃下和喝下的东西不能正常向下运送而是向上逆行，就会发生呕吐。

所谓"胃寒"，是指哺乳期妈妈平时喜欢吃凉的食物，孩子进食母乳后，脾胃功能受到影响；或者孩子生下来体质偏弱，胃就容易受凉，脾胃功能受到影响；或者孩子吃了过多的瓜果或凉的食物；又或者孩子在得病的时候吃了过多苦寒的药物，这些因素都可能使脾胃受到损伤，功能减弱，也会使胃不能把食物正常地向下运送，反而向上逆行，从而发生呕吐。

所谓"胃热"，是指哺乳期的妈妈平时喜欢吃辛辣的食物，孩子进食母乳后，脾胃功能受到影响，而产生一些热性的病理表现；或者较大的孩子吃了过多辛热的食物，导致胃中积热；或者是孩子在夏天受了暑热，导致病毒和邪气停留在体内，这些情况都可以影响脾胃正常地运送食物，结果使得胃气上逆而发生呕吐。

一般来讲，孩子的疾病和情绪因素的关系不大，但是孩子的呕吐却和情绪因素有较密切的关系。很多孩子的呕吐是由于受到了惊吓；也有个别的孩子，由于想要的东西得不到、遭受打骂或者不适应新环境而心情抑郁，都可能导致体内气息逆乱、胃气上逆而发生呕吐。除此之外，新生儿如果吞入了羊水，污浊不净的东西积留在胃内，也会导致胃气上逆而发生呕吐。

呕吐的类型

上面我们分析了呕吐的原因，接下来介绍一下呕吐的常见类型。

1. 胃寒型

胃寒型呕吐，主要表现为孩子的面色青白，有的孩子还会发热，吃了食物后马上就会呕吐，睡觉也不安稳。

2. 脾胃虚寒型

脾胃虚寒型呕吐多见于体弱小儿，这种孩子的面色发黄或青白，睡觉时两眼不能完全闭合，手脚发凉，有时会口吐清稀白沫，大便也很稀，有的还会在大便中见到没有消化的食物。

3. 胃热型

胃热型呕吐，主要表现是孩子生病后面色赤红，烦躁不安，口内有酸乳味，呕吐出的东西中有乳块，孩子还可能出现咳嗽、喘气粗等症状，并且有时会打嗝。

呕吐的捏脊疗法

针对呕吐的孩子，我们首先要做的，也是从长强穴到大椎穴，来回地捏 4～6 遍，需要注意的就是，从第 2 遍开始，家长们就要采取"重提"的手法，也就是每捏 3 下，提拿 1 次，有针对性的刺激孩子的胃俞、肝俞和膈俞这几个穴位，这样就能够增强治疗的效果。

家长在给孩子捏脊之后，可能会发现孩子的后背有些发红，这是正常的，不必太在意，孩子休息一下就好了。记住，为了避免孩子着凉，在捏脊之后，要立即给孩子穿上衣服，还有一点，就是在捏脊之后的半个小时的时间里，暂时先别让孩子吃东西。

像这样，每天捏 1 次，连续捏 6 天，就是一个疗程。

呕吐常用按摩手法

除了捏脊之外，我们还可以配合给孩子按揉一下内关穴。

在手腕的掌面有一条横纹，从这条横纹向上（肘关节的方向）量孩子 2 横指的距离，前臂的中央，两条筋之间就是内关穴（图 5-18）。

现代文献报道过很多使用内关穴治疗呕吐的经验，这些经验表明，内关对神经性呕吐和手术麻醉引起的呕吐都有很好的疗效。对晕车出现的恶心呕吐，用手指重按内关穴也有效。

除了内关穴，我们还可以配合"横纹推向板门"和"运内八卦"来进行治疗。

前面章节提到过，"板门"是小儿特有的穴位，在小儿手掌的表面，大拇指根部到手腕之间，在伸开手掌时明显隆起的部位，就是板门。"横纹"是指腕横纹，就是手和前臂交接部位掌面的横行纹路。"横纹推向板门"就是让小孩坐在对面，用左手固定孩子的手，用右手拇指从腕横纹推向大拇指根，每天连续推 100 次（图 5-19）。

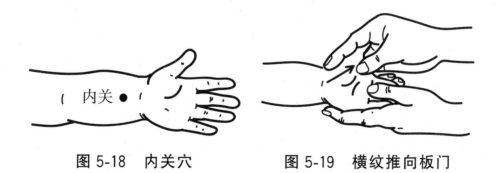

图 5-18　内关穴　　　　图 5-19　横纹推向板门

"八卦"是中国古代哲学的一部分，即乾、坤、巽、兑、艮、震、离、坎八种符号，每一卦形代表一种事物。乾代表天，坤代表地，坎代表水，离代表火，震代表雷，艮代表山，巽代表风，兑代表泽。八卦互相搭配又得到六十四卦，用来象征各种自然现象和人事现象。所谓的"内八卦"，则是小儿特有的推拿穴位，在孩子的手掌面，手心的周围（图 5-20）。

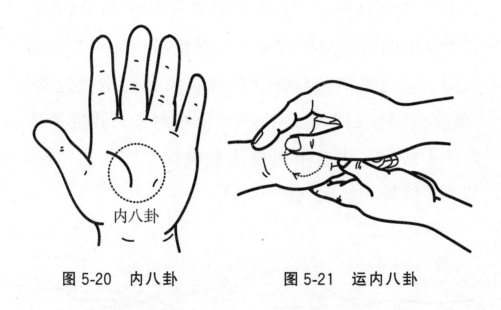

图 5-20 内八卦　　　　　图 5-21 运内八卦

"运"是小儿推拿的一种手法，是用拇指的外侧或者中指的指尖在穴位上做弧形或者环形移动。"运内八卦"，就是让孩子坐在对面，用左手固定孩子的手，用右手拇指或者中指在孩子的手心周围按顺时针或逆时针方向使用运法。用力要均匀，每天连续运 100～200 次（图 5-21）。

呕吐的预防与护理

新生儿的呕吐，多是由于喂养方法不当引起的。在给孩子喂奶的时候，速度不宜过快，也要避免空气从奶嘴吸进嘴里，更不能使孩子养成吸吮空奶嘴的习惯。孩子吃完奶以后，不应该马上平卧，而应该让孩子趴在妈妈的肩膀上，轻拍后背，让吸进的空气从嘴里排出。同时，还要注意奶具的清洁。如果孩子出生后，每次喂完奶立即就吐了，或者呕吐物中带有胆汁、粪汁，又或者小儿呕吐持续不止，那就应当及时就诊，进一步寻找引起呕吐的原因了。

在孩子呕吐的时候，应该侧卧，以防止吐出来的东西被吸进气管，引起窒息。如果孩子呕吐得太厉害，容易脱水而发生危险，就应该去医院及时就诊。这个时候，捏脊可以作为一种辅助的治疗方法。

为了防止孩子发生呕吐，或者利于孩子呕吐症状的好转，应该控制孩子的饮食，应坚持定时定量，千万不能让孩子暴饮暴食，也不要让孩子多吃冷饮、凉的食物和瓜果。

便 秘

家长平时要注意孩子的饮食，多给孩子吃一些水果和蔬菜，这样可以有效地预防便秘。治疗便秘，可以有针对性地刺激孩子的大肠俞、胃俞和肝俞这几个穴位，也可以揉按足三里、膊阳池等穴位。

如果孩子的大便平时一直都很正常，可是最近一段时间需要好几天才大便一次，而且，排出时感觉非常困难，排出的粪便又干又硬。家长就该注意了，这是怎么回事呢？

其实，这就是便秘的表现。

从中医的角度来看，便秘既可以看作是许多疾病综合起来的表现，也可以看作是单独的一个症状。便秘，不仅是成人经常会出现的问题，孩子也常常会碰上。

拿小儿来说，所谓的便秘，是指孩子虽然感觉有大便，却排不出来，在厕所里会呆很长时间；或者虽然能够排出大便，但排出困难，给孩子带来不小的痛苦；或者是大便的间隔时间过长，孩子的大便往往是干燥而且坚硬的。

小儿的便秘有轻重之分。比较轻的，一般是两天左右大便一次，大便会显得比较干，排出时会略感困难，这倒不算什么病。但便秘比较严重的，则要五六天才能大便一次，甚至有的会需要更长时间。这样的孩子大便时往往比较困难，如果问题严重，孩子用尽力气仍然难以排出；有的甚至可能由于用力过度，而导致直肠从肛门脱出或者肛门出血。

另外，便秘的孩子常常会表现为比较烦躁，不喜欢吃东西，肚子还会胀痛，感觉不舒服。有的孩子还容易长疖子，有的容易出现口腔溃疡，有的孩子则经常嗓子疼。这些孩子的皮肤，往往比较黑，而且粗糙。

便秘的原因

前面说了，便秘是小儿常见的一种症状，下面就来看一下便秘发生的常见原因。

　　如果孩子的体质比较弱，或者经常得病，这样的孩子往往不喜欢吃饭，如此时间长了，不仅大便会减少，还会出现营养不良。这类孩子的肌肉，尤其是腹部和肠壁的肌肉不发达，这就会造成孩子排便无力，引起便秘。

　　家长都爱喂孩子奶粉和牛奶，但喝奶粉或者牛奶的孩子容易出现便秘。这是因为，奶粉和牛奶中有一些蛋白质在遇到胃酸后，会凝结成较大的乳块，不容易消化。而且，牛奶中钙与磷的比例也不利于钙的吸收。

　　如果孩子的年龄稍大一点，但是比较偏食，只喜欢吃鱼、肉等含蛋白质过多的食物，而不愿意吃玉米、大豆这样的粗粮以及各种蔬菜和水果，或者喜欢经常吃辣椒的话，也可能引起便秘。另外，喝水少的孩子也常常会便秘。

　　还有一个非常重要也非常常见的原因，那就是有一些孩子从小没有养成按时排便的习惯，结果导致了便秘的发生。

　　此外，家长应该合理规划孩子的生活，安排孩子做些合适的体育锻炼。如果孩子的生活不规律，或者缺少体育活动，都有可能使肠壁的肌肉松弛，造成便秘。

再有就是有一些疾病，如佝偻病、皮肌炎、肛门狭窄、先天性巨结肠等，也可以引起孩子便秘。

从中医的角度来看，主要有两方面的原因可以导致便秘：一是由于孩子吃了过多辛辣的食物，或者吃了比较干燥的东西，比如方便面，而喝的水比较少，就会使肠道内积生热，肠道津液不足，形成便秘；二是由于小儿生下来体质就弱，或者因为一些疾病导致体质虚弱，体内的气血不足，导致便秘。

便秘的类型

从中医的角度讲，便秘可以分为两种类型：实秘和虚秘。实秘常表现为肠道燥热、津液不足；虚秘的孩子则会出现身体虚弱、气血不足的情况。

1. 实秘型

根据观察，实秘这种状况一般多出现在身体比较壮实的孩子身上。这种类型便秘的孩子，常常可以见到大便干燥，有的甚至坚硬呈球状。这种孩子的脸色一般都会发红；而且容易烦躁不安，经常哭闹；总觉得口渴，口舌也容易生疮。这种孩子的食欲虽然正常，但是小便偏黄，舌苔也会变成黄色，并且变厚。

2. 虚秘型

至于虚秘的孩子，很多是因为先天体质就比较弱，或者是得了一些疾病以后身体变得虚弱。这类孩子常常表现为脸色发白，就是老百姓常说的没有血色，而且总是感觉很累，浑身没劲。这样的孩子，平时大便并不干，或者是略微有点干，但在想要大便的时候却经常排不下来。便秘比较严重的孩子，还经常会感觉头晕和头痛。

便秘的捏脊疗法

针对便秘的孩子，我们首先要做的是，从长强穴到大椎穴，来回捏4～6遍，从第2遍开始，家长就要采用"重提"的手法，也就是每捏3下，提拿1次，有针对性地刺激孩子的大肠俞、胃俞和肝俞这几个穴位，这样就能够增强治疗的效果。

给孩子捏脊后，一些家长可能会发现孩子的后背出现发红的情况，这都是正常的状况，不用太担心，孩子休息一会儿就慢慢恢复过来了。同时，家长在捏脊之后，要记得给孩子穿好衣服，避免孩子受凉。另外，在捏脊之后的半个小时中，不要让孩子进食。

像这样，每天捏 1 次，连续捏 6 天就是一个疗程。

便秘常用按摩手法

除了捏脊之外，我们还可以如前面提到的那样，给孩子按揉一下足三里这个穴位。由于足三里穴位于足阳明胃经上，捏脊之后配合按揉这个穴位能够很好地刺激孩子的肠胃功能，对实秘的孩子，能促进其胃肠消化食物，疏导其中积滞的东西；对虚秘的孩子，则能补益气血，强壮身体。

除了足三里穴，我们还可以配合"清大肠"和"按揉膊阳池"的方法来治疗便秘。

如前面所说，小儿的"大肠"在食指的外侧边缘，也就是靠近大拇指的一侧，从食指尖到虎口（大拇指根部和食指根部之间的部位）成一直线。而"清大肠"就是让孩子把食指伸直，我们用手指从孩子的虎口向食指指尖方向推，用力要均匀，每天连续推 100～200 次（图 5-22）。

"膊阳池"和"大肠"一样，也是小儿特有的穴位。在小儿手背和小臂之间，手腕的背面有一条横纹，从这条横纹的中心点向肘的方向量小儿 4 横指的距离，所对应的部位就是"膊阳池"（图 5-23）。

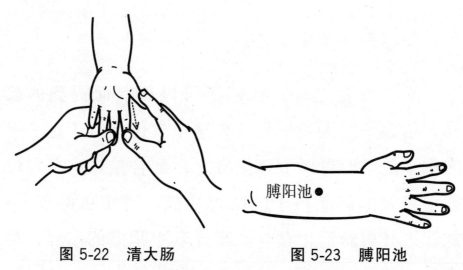

图 5-22　清大肠　　　　图 5-23　膊阳池

经验表明，用手掐或者揉膊阳池，能够止头痛，同时还能疏通大便，并且对通小便也有利。特别是小儿的便秘，按揉膊阳池的效果非常好。但家长要注意，如果孩子不便秘，那就不要用这个手法。按揉膊阳池，也是要注意用力均匀，每天连续揉 100～200 次就行了。

便秘的预防与护理

对于孩子的便秘，家长应该注意的主要有以下几个方面：

第一，家长要注意孩子的房间，要使孩子住的房间空气流通，温度适宜。

第二，从孩子出生后 3 个月起，就开始训练按时大便。有条件时要让孩子每天按时坐便盆排便，养成良好的排便习惯。

第三，调整好孩子的饮食习惯，要让孩子多喝水。喝奶粉或牛奶的孩子，如果发生便秘，可以在冲奶粉时或在牛奶中多加点糖，也可以给孩子喝一些果汁。半岁左右的孩子，应该及时增加一些米粥之类的辅食，再大一点的孩子就应该尽量多吃一些粗粮。大一些的孩子，不仅可以吃一些粗粮，还应该多吃含纤维素较多的蔬菜和水果来预防便秘。

第四，要让孩子养成良好的生活习惯，避免持续、高度的精神紧张，保证睡眠充足，以避免由于这些原因导致便秘。

第五，参加适当的体育活动也可避免便秘的发生。

流 涎

小儿流涎分为不同的情况，要根据具体原因具体分析。一旦发现是病态的流涎，则不可小视。在进行捏脊治疗时，可以有针对性地刺激孩子的脾俞、胃俞和厥阴俞这几个穴位，这样能够增强治疗的效果。

流涎，也就是流口水。当看到或者想起好吃的东西的时候，流口水是正常现象。刚刚出生的孩子，由于嘴的容积比较小，还不会调节嘴里过多的口水，所以有时候就会流出来，这是正常的。但如果1岁以上的孩子口水流的过多，甚至口水从嘴角流出来都还不觉得，这可能就是病态了，应及时加以治疗。

流涎的原因

现代医学把流口水这种病称为"流涎症"。当小儿患有口腔黏膜炎症、面神经麻痹、脑炎后遗症等疾病时，如果是因为唾液不能下咽而引起外流，这属于病态；而如果是 1 岁以内的婴儿因为饮食刺激或者乳牙的问题而出现吞咽功能不完善引起的流口水，则不能视为病态，随着小儿的成长，其吞咽功能会渐渐完善，流口水的现象也会自然消失。

流涎的类型

前面我们已经提到了导致流涎症的主要原因，我们依据中医对流涎症的认识，把流涎症分为"脾胃虚寒"和"脾胃积热"两个类型。

1. 脾胃虚寒型

脾胃虚寒型的孩子，一般脸色都是苍白的，嘴唇的血色也很淡，口水不仅多，而且清亮稀薄。这样的孩子一般都手脚发凉，不喜欢吃东西，还总是拉肚子，小便多，而且颜色清亮，同时舌头的颜色也很淡。

2. 脾胃积热型

脾胃积热型的孩子流出来的口水通常都比较黏，而且这种孩子嘴里大多有酸臭味，嘴角发红甚至溃烂，还经常感觉口渴、想喝水。

另外，这种孩子的大便干燥或者不容易排出，小便比较少，但颜色偏黄。

流涎的捏脊疗法

针对有流涎症的孩子，我们首先要做的是，从长强穴到大椎穴，来回地捏 4～6 遍，从第 2 遍开始，家长们就要采取"重提"的手法，也就是每捏 3 下，提拿 1 次。有针对性地刺激孩子的脾俞、胃俞和厥阴俞这几个穴位，这样就能够增强治疗的效果。

家长在给孩子捏脊之后，看孩子的后背，会发现那地方有些发红，这属于正常情形，无须太担心，孩子很快就会恢复过来。在捏脊之后，须赶快给孩子穿好衣服，别让孩子受凉。还有一点要注意，捏脊后半小时内不要让孩子吃东西。

像这样，每天捏 1 次，连续捏 6 天就是一个疗程。

流涎常用按摩手法

除了捏脊之外，我们还可以像前面提到的那样，按揉孩子的足三里这个穴位。

捏脊之后配合按揉足三里穴，不仅能够很好地刺激孩子的肠胃功能、增进食欲，还能增强孩子对口水的调节控制能力，有利于孩子的康复。

除了足三里穴，我们还可以配合"清脾经"和"清天河水"。

如前面所描述的那样，孩子的"脾经"在大拇指的外侧，大拇指的内侧是指大拇指和食指靠近的一侧，和它相反的一侧就是外侧。

"清脾经"，就是让孩子把大拇指伸直，我们用手指沿脾经从其大拇指的手指根向手指尖方向推，每天连续推 100～200 次，注意用力要均匀（图5-24）。

"天河水"和脾经一样，也是孩子特有的穴位。"天河水"在孩子前臂的内侧面中线处，也就是手掌的一面，从手腕到手肘之间的一段。

"清天河水"，就是用食指和中指从手腕向肘部推，又称"推天河水"。操作的时候，我们可以让孩子坐在对面，用左手固定孩子的手，用右手食指和中指从手腕向肘部推，每天连续推 100 次（图5-25）。

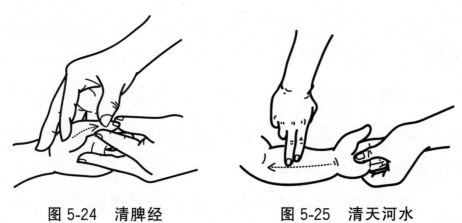

图 5-24　清脾经　　　　　图 5-25　清天河水

流涎的预防与护理

在发现孩子得了流涎症后，不仅要及时采取治疗措施，还要注意加强相关的护理。首先，爸爸妈妈要注意给孩子培养良好的卫生习惯，不要让他吸吮手指；其次，要保持孩子嘴周围清洁干燥；另外，如果孩子流口水是由面神经麻痹、脑炎后遗症等疾病导致的，要积极治疗原发病。

夜 啼

如果孩子有夜啼的问题，除了捏脊之外，我们还可以配合按揉孩子的外劳宫穴和涌泉穴，这些都对治疗有好处。同时，要注意一下孩子的饮食和睡眠环境，这都有助于孩子病情的好转。

孩子是祖国的花朵，是家长生命的延续，所以家长对孩子都寄予了极大的希望，当孩子不舒服的时候，更是急着要找出原因，给予及时的治疗。可是，很多小朋友晚上总是哭闹，却查不出什么原因，让家长很是着急。

其实，比较小的孩子有一些哭闹也是正常的。比如房间里的温度过高，或者孩子饿了，或者孩子尿了，家长却不知道，没有及时换尿布，或者衣服穿的不舒服，都可能引起孩子哭闹。只要给孩子喂上奶、换了尿布或者把衣服穿舒服了，孩子也就不哭了。但如果排除了这些原因，孩子白天表现正常，在晚上经常啼哭吵闹，这往往就是生病了，中医把这种情形称为"夜啼"，这样的孩子也就是老百姓所说的"夜啼郎"。

这种病常见于半岁以内的孩子，尤其以刚出生不久的孩子最为多见。得了这种病以后，时间短的可持续几天，长的可能持续几个月。

夜啼的原因

以上介绍了导致孩子哭闹的一些常见原因，但大都是正常现象。如果孩子出现夜啼，又排除了上述常见因素，中医认为这种病症常常是由脾胃虚寒、心火过盛或遭受惊吓所导致的。

大家都知道，孩子的脏腑发育不完全，功能相对也不足，如果父母照顾不恰当，常常会使孩子的消化功能变差，出现我们中医所说的"脾胃虚寒"，结果就是晚上睡觉时由于肚子疼而发生哭闹。

在日常生活中，有一些妈妈喜欢吃辣的，或者经常吃火锅、烧烤，这样她体内的火气就比较大。这种火气也会通过奶水传给孩子，使孩子"心火过盛"，晚上烦躁不安，不易入睡，于是在晚上经常啼哭吵闹。

另外，小孩子不仅脏腑发育不完全，神经系统也没有发育成熟，对外界刺激的适应能力相对较差，容易受到惊吓。如果孩子白天受到惊吓，晚上睡觉时就会不踏实，这样就会常常在梦中哭闹惊醒。

夜啼的类型

了解夜啼发生的主要原因，对于预防这种疾病的发生是非常重要的。不过，要对它进行治疗，就要针对不同的情况，采取不同的治疗方法。

通常，我们可以把夜啼的常见情况归纳为三种类型，即"虚寒夜啼""心火上炎夜啼"和"肝热或受惊夜啼"。

1. 虚寒夜啼型

虚寒夜啼，多见于出生后身体就比较弱的孩子。这样的孩子通常体质较差，往往比别人容易患病。这种类型的孩子脸色通常发青发白，手脚发凉，还不喜欢吃饭。哭闹的时候一般声音都比较小，常常没有眼泪，关灯的时候哭，灯一亮就不哭了。这样的孩子，大便次数一般正常，但有时候比较干，有时候又比较稀，小便一般比较多，而且颜色比较清亮。

2. 心火上炎夜啼型

心火上炎夜啼型的孩子，火气通常比较大，一般脸色发红，体温比较高，即使是白天也经常烦躁不安，很少见到有安静的时候；到了晚上，这种孩子就哭闹不止，通常哭声比较大，声音洪亮，眼泪还比较多，睡觉时眼屎也较多。如果把灯点亮，这种孩子不仅不会安静下来，反而会哭得更厉害。这种孩子的大便有可能几天才排一次，或者比较干。小便通常比较少，颜色也比较深。

3. 肝热或受惊夜啼型

肝热或受惊夜啼型的孩子，往往脸色也比较红，但如果你仔细观察会发现，这种孩子的鼻子周围有点发青，在晚上睡觉时往往睡不踏实，一会儿就耸一下身，甚至经常惊醒。

这种孩子惊醒之后就哭闹不休，直到妈妈将其抱起来才会好，可是一放下就又会哭闹。所以这种孩子一般都会由家长抱着入睡，并且睡着后也不敢离人，爸爸妈妈常常为此而苦恼。

夜啼的捏脊疗法

针对夜啼的孩子，我们首先要做的是，从长强穴到大椎穴，来回捏 4～6 遍，从第 2 遍开始，就要采取"重提"的手法，重点刺激胃俞、肝俞和厥阴俞这几个穴位，这样能够明显增强治疗的效果。

一些家长可能会发现，捏脊之后的孩子，后背会出现发红的状况。不过不用过于担心，这属于正常的反应，让孩子自己恢复就好。另外，捏脊之后，要立即给孩子穿好衣服，避免受凉，并且在此后的半小时内，不要让孩子吃东西。

像这样，每天捏 1 次，连续捏 6 天，就是一个疗程。

夜啼常用按摩手法

除了捏脊之外，我们还可以配合按揉孩子的外劳宫穴和涌泉穴，也可以配合"清肝经"。

前面的章节中我们提到了外劳宫穴，它是一个经外奇穴。握拳的时候，在手心，中指尖对着的位置是劳宫穴；而在手背，和劳宫穴相对的位置，在两块掌骨之间的部位就是外劳宫穴。揉外劳宫穴对"虚寒夜啼"有比较好的效果。操作时，家长要用左手握住孩子的手，用右手拇指连续按揉外劳宫100 次，用力要均匀。

涌泉穴是足少阴肾经的穴位，在足底。我们把脚掌从前向后分为 3 等份，在前 1/3 与后 2/3 的交点是脚心的部位。如果你把脚趾弯曲，你就会在脚心看到一个凹陷的部位，就是涌泉穴了（图 5-26）。

涌泉穴对"虚寒夜啼""心火上炎夜啼"和"肝热或受惊夜啼"都具有一定治疗作用。操作时，一般要用左手握住孩子的脚背，用右手的拇指或者中指按揉涌泉穴，连续按揉 100～200 次。

除了按揉外劳宫穴和涌泉穴，我们还可以配合"清肝经"。

小儿的"肝经"在食指的指腹表面（图 5-27）。"清肝经"就

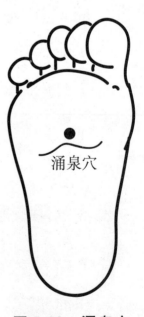

涌泉穴

图 5-26　涌泉穴

是用手指从孩子食指的指尖向指根的方向推，在推的时候，用力要均匀，每天连续推 100 ～ 200 次（图 5-28）。

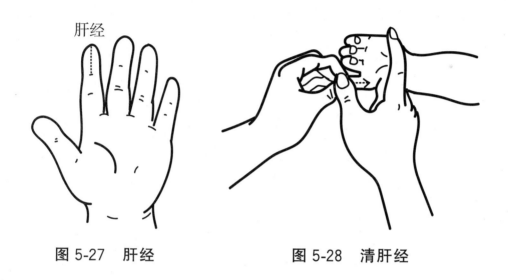

图 5-27　肝经　　　　　　　　图 5-28　清肝经

夜啼的预防与护理

对于晚上容易哭闹的孩子，我们只要对孩子更细心一些，喂奶喂食适时、适量，让孩子睡觉的环境安静舒适，一般都是可以纠正的。对患有夜啼的孩子，从这些方面加以注意也是有利于孩子康复的。在照顾孩子的时候，要注意以下几个方面：

一是纠正错误的饮食习惯，改变孩子挑食、偏食和吃小零食等不良习惯。吃饭应该定时定量，不要吃得太饱。对于新生儿，要尽可能以母乳喂养，对大一点的孩子应及时添加辅食。

二是需要给孩子喂奶的妈妈，要尽量少吃辣的食物，吃药也要尽量注意，不要对孩子造成不良的影响。

三是不要给孩子穿太多的衣服，晚上睡觉时，也不要盖太厚的被子，并且尽量保持环境安静。

四是如果夜啼是由于其他疾病引起的，应该尽快查找原因，以便及时进行针对性治疗。

遗 尿

遗尿可能有很多原因，对遗尿患儿进行捏脊治疗时，可以重点刺激膀胱俞、肾俞和脾俞这几个穴位，治疗效果显著。同时，还可以揉按太溪、三阴交等穴位。

有一些家长经常为孩子尿床的事烦心，就是孩子虽然到了一定的年龄，晚上睡觉的时候还是不能控制小便，经常把小便撒到床上，医学上称其为"遗尿症"。

其实，孩子偶尔尿床一次并不算是疾病，但有的孩子天天晚上如此，有的孩子则是每隔一段时间就会发生，那就是遗尿症。这样时间长了，不仅家长烦心，孩子自己也觉得烦恼，甚至失去自信。

我们可能经常看到，有的孩子晚上睡前喝水过多，或吃了含水比较多的水果，如西瓜等，晚上就容易尿床；也有一些孩子白天玩得比较累，晚上睡眠就很深，不能及时醒来排尿，也会出现尿床，这种现象医学上就称为"遗尿症"。

一般情况下，孩子在 3 岁以后就开始学会自己控制排尿了，如果 3 岁以后还经常尿床，那就是遗尿症了。在我们国家，男孩比女孩患这种疾病的概率高。

遗尿症可以分为两种，由其他疾病引起的尿床叫做"继发性遗尿症"，而并非由其他疾病导致的尿床则称为"原发性遗尿症"。原发性遗尿症的确切病因目前还不是很清楚，有的病例始终无法找到孩子尿床的原因。

遗尿的原因

遗尿症可能具有遗传倾向，如果爸爸妈妈都曾经得过遗尿症，那他们的孩子就很可能也会尿床。如果只是爸爸或者只是妈妈曾经得过遗尿症，他们的孩子也会有较高的概率得遗尿症，但比爸爸妈妈都有过遗尿症史的孩子得遗尿症的概率要小一些。

另外，有很多疾病都可能引发遗尿，比如蛲虫症（虫体对尿道口的刺激）、尿路感染、肾脏疾患、尿道口局部炎症、脊柱裂、脊髓损伤、癫痫、大脑发育不全、膀胱容积过小等，这种遗尿属于继发性遗尿症。但这种继发性遗尿症很少见，绝大多数孩子的尿床与精神因素、卫生习惯、环境因素等有关。

有的家长长期给孩子使用尿布，孩子从小没有受到排尿训练，就容易得遗尿症。有的家长晚上看孩子睡得熟，不忍心叫醒，就抱孩子去厕所撒尿，甚至有些家长在孩子躺在床上睡眠时帮他们排尿，这样时间长了，就会使孩子有在睡眠中排尿的习惯，久而久之就容易发生遗尿症了。

另外，年龄比较小的孩子如果突然换了新环境，或者天气突然变冷，都可能导致孩子尿床。如果孩子睡觉之前喝水过多，或者吃了西瓜等含水量多又有利尿作用的水果，家长在夜间孩子有尿的时候没有及时把尿等，都会造成孩子尿床。但这些原因导致的尿床只是偶然性的，并不是真正的遗尿症。如果经常发生尿床现象，就可能是孩子得上遗尿症了。所以，家长一定要注意培养孩子形成好的排尿习惯。

中医把遗尿的原因归纳为虚实两大类。虚，就是虚弱，指体质比较弱，或者由于得了某种疾病而使人体不健壮；实，则是壮实，也就是身体本来没什么问题，而是由于一些原因导致人体患病，而且这些病的表现往往比较亢奋，这就是实。孩子的遗尿症以虚证较为多见，实证则相对少见。

我们所说的小儿遗尿症的虚证，主要有两种情况，一种是孩子生下来体质就较弱，中医称之为"先天不足"，按咱们老百姓的话说就是"肾亏"；还有一种孩子体质也不太好，主要是"脾"和"肺"不好。这里说的"脾"和"肺"与西医所讲的"脾"和"肺"不一样，是中医里的概念，主要是指孩子的呼吸功能和消化功能不好。中医认为，人的排尿是由膀胱来控制的，而膀胱的这种排泄水液的功能与气有关。在人体的五脏中都有各自的气，"肺"有肺气，"脾"有脾气，"肾"有肾气，这三种脏器的气对人体的水液代谢和排泄都起着重要的作用。所以，当这三种气不足的时候，人的排尿功能就会受到影响，孩子就可能尿床了。

小儿遗尿症的实证也和孩子体内的气有关，这个气是肝气。中医所讲的肝主要是调节人体内气的顺畅，人体的气顺畅了，血液流动也就顺畅了，水液的流动和排泄也就顺畅了。当人的肝气不顺畅的时候，人体的气就不顺畅，甚至产生出"火"，这时候人的脾气就比较烦躁，水液的流动和排泄也就不顺畅，从而引起孩子尿床。

遗尿的类型

上面我们分析了遗尿症的原因，接下来，再来了解一下遗尿的类型：

中医把孩子的遗尿症分为"肾气不足""脾肺气虚"和"肝胆湿热"三种类型，以前两种多见。

1. 肾气不足型

肾气不足的孩子，大多数是体弱多病的，有的是一生下来就体质较弱，有的则是因生病导致体质偏弱。这样的孩子通常都比较怕冷，不仅晚上睡觉经常尿床，白天小便的次数也比较多，小便的量也比较多，而且小便的颜色还显得过于澄清。

2. 脾肺气虚型

脾肺气虚型遗尿症多出现于体质较弱的孩子。这些孩子往往面色蜡黄或者苍白，容易感冒，不爱吃饭，肚子常常觉得胀，平时爱长出气，大便的次数也较多，或者经常拉肚子，白天小便的次数也多。

3. 肝胆湿热型

这种类型的遗尿症往往发生得比较突然。孩子排尿时感觉比较困难，每次尿量比较少，尿的颜色一般都比较黄。这样的孩子在得病之后，常常脾气变得比较急，显得烦躁不安，有时可以发现孩子的眼睛发红。如果是大一点的孩子，问一下就可以知道，这些孩子还会有肋骨部位胀痛、头晕、耳朵有时听到异常声音等不适。

遗尿的捏脊疗法

针对遗尿的小孩，我们首先要做的是，从长强穴到大椎穴，来回地捏4～6遍，从捏第2遍开始，家长们就可以在膀胱俞、脾俞和肾俞的位置采取"重提"的手法，也就是每捏3下，提拿1次。有针对性地刺激孩子的这几个穴位，能够增强治疗的效果。

家长给孩子捏完后，有时会发现孩子的后背发红，这属于正常的反应，让孩子自己恢复就好。捏脊后要马上给孩子穿上衣服，避免受凉。另外，在捏脊后半个小时内不要让孩子吃东西，而且要让其休息。

像这样，每天捏 1 次，连续捏 6 天，就是一个疗程。

遗尿常用按摩手法

除了捏脊之外，我们还可以配合给孩子按揉一下太溪这个穴位。

太溪穴是肾经的穴位，也是人体常用的保健穴位，对于肾亏有比较好的调理作用。在捏脊之后配合按揉这个穴位，能够很好地促进孩子的膀胱功能的发挥，增强孩子控制排尿的能力。

太溪穴位于人体的小腿内侧。在我们脚脖子内侧都有一个高出的骨头，叫做"内踝"。内踝的最高点和脚脖子后缘之间的中点就是太溪穴（图5-29）。

除了太溪穴，我们还可以配合"按揉三阴交穴"或者"补肾经"的方法。

三阴交穴也是人体很重要的一个穴位，可以调节人体肝、脾和肾的功能，对小儿的遗尿症有一定治疗作用。三阴交穴也位于人体的小腿内侧，从内踝向上孩子4横指的位置，小腿内侧骨头的后缘就是三阴交穴（图5-30）。

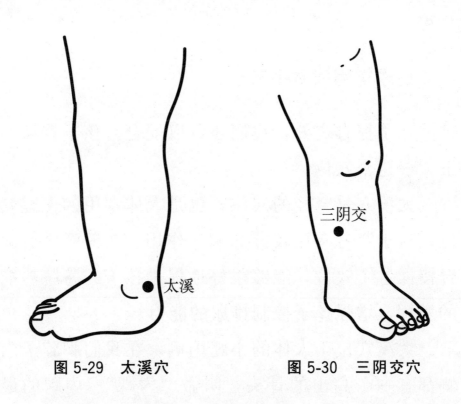

图 5-29　太溪穴　　　　　　图 5-30　三阴交穴

"肾经"，在孩子小指的指腹（图5-31）。"补肾经"，就是在孩子的小指腹使用旋转推法或者由指根推向指尖。首先让孩子把小指伸直，指腹朝上，我们用指从其小指的指根推向指尖，或者旋推，用力要均匀，每天连续推 100～200 次（图 5-32）。

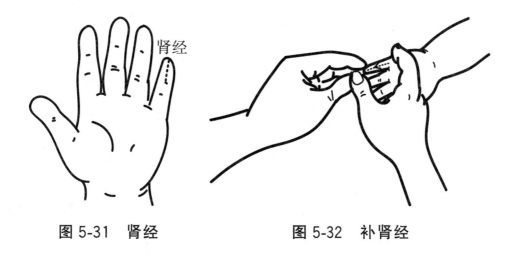

图 5-31 肾经　　　　　　　图 5-32 补肾经

遗尿的预防与护理

要治疗小儿的遗尿症，日常的调节和护理是极其重要的。有些孩子患上遗尿症是由于小时候没有训练自觉地控制排尿，对这种孩子，只要加强控制排尿的训练，遗尿现象很快就会消失了。有的孩子是由于体弱多病、大脑皮层功能失调而发生遗尿症，对这部分孩子，应注意增强体质，加强营养和锻炼。还有的孩子是由于各种明显的精神因素导致遗尿，家长应采取正确的教育方法，解除孩子的精神负担。当孩子得了遗尿症，爸爸妈妈不要总是呵斥孩子，而应该安慰和诱导孩子，培养孩子形成好的排尿习惯。

对有遗尿症的孩子，爸爸妈妈要培养孩子自觉起床小便的习惯。在晚上睡觉之前，爸爸妈妈可提醒孩子自己默念"今晚几点起来小便"，也可以在孩子经常遗尿的钟点到来之前将其叫醒，让孩子在清醒状态下小便。这样时间长了，孩子就会养成自觉起床小便的习惯了。

还有一种能帮助孩子形成正常排尿习惯的方法，就是训练孩子白天憋尿。也就是在白天的时候，让孩子在想要排尿的时候努力控制着先不排尿，开始的时候可以只推迟几分钟，随后逐渐地延长憋尿的时间。

另外，为避免孩子夜间熟睡后不易醒，白天应注意不要过度疲劳，中午最好安排一个小时的睡眠时间。晚饭的菜中少放盐，在不影响孩子正常饮食的情况下，尽量少喝水，少喝汤。

如果小儿的遗尿症是由于其他疾病而引发的，则应积极治疗原发疾病。

第 **6** 章

配合强壮穴，
扩大适应证

选准强壮穴

　　通过祖国医学的长期临床实践，诸位医家先贤们发现一些穴位对身体有很好的补益作用，如关元穴、合谷穴、足三里穴、身柱穴和涌泉穴等，在捏脊治疗的同时配合按揉上述穴位，不仅可以增强疗效，还可以扩大捏脊疗法的主治范围。

　　在临床中会经常遇到一些复杂疾病，虚实寒热混杂，此时需要捏脊手法配合特定的强壮穴位来增强疗效。以下我们就如何选择、使用这些穴位作出详细说明。

　　1. 关元穴

　　关元穴位于脐下 3 寸处，是小肠的募穴，是人体阴阳元气交会之处，为历代养生家推荐的聚气凝神之所。《老子》谓"玄之又玄，众妙之门"。关元穴有培元固本、补益元气之功，凡元气亏损，一切虚弱之病均可使用。现代医学研究表明，刺激关元穴能产生调节内分泌的功效，促进人体的新陈代谢，而且是双向调节的，能使亢进的机能减弱，又能使减退的机能增强。

常用的按摩方法有按揉法和振颤法。振颤法是把手掌或手指置于关元穴上，稍加压力，然后迅速地、小幅度地上下振颤抖动，注意操作时不可用力过度。用按揉法时只要局部有酸胀感即可。可根据小儿具体体质情况每次振颤或按揉 1～2 分钟。临床常用于治疗小儿体弱多病，发育迟缓，虚性哮喘，遗尿等病症。

操作方法：用拇指或食指以适中的力度按揉小儿关元穴 50～100 次。

2. 合谷穴

合谷，别名虎口或含口，是手阳明大肠经的原穴。合谷穴位于手背第 1、2 掌骨间，当第 2 掌骨桡侧的中点处。以一手的拇指指骨关节横纹，放在另一手拇、食指之间的指蹼缘上，当拇指尖下既是。本穴物质由三间穴的水湿之气而汇聚，本穴外传时也是以风木的形式横向外传，其性温、量大、所处范围广，可担当起充补大肠经整条经脉气血的作用，表现出脾土的长养特性。现代医学研究表明，手法刺激合谷穴，能使血中的白细胞吞噬能力增强，提高身体的免疫机能，减少得病的概率。

大肠经与肺经互为表里，而且合谷穴与肺经的络脉直接相通，故刺激该穴可以宣肺理气，疏风解表，发汗泻热，是治疗表证的要穴。肺主皮毛，与大肠相表里，刺激合谷穴可调气机、解热毒、驱邪毒外出，治疗热毒郁滞所致的皮肤疾患。合谷穴为大肠经的原穴，大肠经络肺过胃属大肠，刺激合谷穴可和胃降气，调中止痛，通腑泻热，治疗各种胃肠道疾患。合谷穴善熄风镇痉，醒脑开窍，儿科常用于治疗惊风、抽搐、癫狂、痢疾等。由于手阳明大肠经的支脉入下齿中，环绕口周，上挟鼻孔，所以合谷穴可治疗下牙痛和鼻部疾患。此外合谷穴还可用于急救，如因中暑、中风、虚脱等导致晕厥时，可用拇指掐捏患者合谷穴，持续 2～3 分钟，晕厥一般可缓解。合谷穴在儿科常配伍其他穴位用于治疗感冒、鼻塞、牙痛、便秘、小儿单纯性腹痛、惊风、抽搐、癫狂等疾病。

操作方法：双手拇指同时以适中的力度按揉患儿双侧合谷穴 50～100 次。

3. 足三里穴

足三里穴是足阳明胃经的重要穴位之一，位于小腿外侧，犊鼻下 3 寸。它具有补益脾胃、扶正祛邪、疏风化湿的功能。足三里穴被历代医家广泛运用于防治各科急、慢性疾病，对急慢性胃炎、胃神经痛、胃痉挛、胃下垂及胃肠疾患都有很好的疗效。现代医学认为足三里穴对消化系统、神经系统等均具有调节作用，能提高机体免疫功能，增强机体抵抗力，有强壮身体、抗御病邪之功效。现代医学研究也表明，刺激足三里穴可以明显增强胃肠蠕动，提高多种消化酶的活性，增强食欲，促进消化。另外，刺激足三里穴在健脑、改善心功能、调节内分泌等方面也都有效果。儿科临床上主要用于治疗与胃肠相关的疾病、下肢痿痹、失眠、癫狂、虚劳赢瘦、水肿等疾病。

操作方法：用双手拇指、食指或中指以适中的力度同时按揉患儿双侧足三里穴 50～100 次。

4. 身柱穴

身柱穴位于第 3 胸椎棘突下凹陷处。身，身体也；柱，支柱也。该穴接近心脏、肺脏，属督脉，通于脑髓，名为身柱，含有全身之柱之意，它有补益肺气、温化痰湿、止咳平喘、健脑益智、防病强身、解疔毒、宁神志之功效。

刺激身柱穴能温补元阳，调和气血，促进青少年的生长发育。现代医学研究认为，刺激身柱可以调节人的神经系统，可以调理神经衰弱、失眠症、头痛，可以预防疲劳，促进身体体力的恢复。刺激身柱穴对小儿的胃肠道疾病，如消化不良、吐乳、泄泻、食欲不振等有调理作用。此外，对小儿精神萎靡、夜哭、哮喘、气管炎、百日咳、习惯性感冒、肺炎等都有预防作用。《养生一言草》载："小儿每月灸身柱、天枢，可保无病。"

操作方法：用拇指或食指以适中的力度按揉患儿身柱穴 50～100 次。或者用擦法在身柱穴周围操作，以透热为度。

5. 涌泉穴

涌泉穴是足少阴肾经的重要穴位之一，位于足底部，在足底第 2、3 跖趾缝纹头端与足跟连线的前 1/3 与后 2/3 交点上。中医认为肾脏是人体重要的脏器，其功能：一主藏精，促进人体生长发育生殖，被称为"封藏之泵"；二主人体的水液代谢；三主纳气，为"气之根"。肾内藏精，分为肾阴、肾阳，是五脏六腑阴阳的根本，故称肾为"先天之本"。生理情况下肾主管着人成长、生殖和身体机能的盛衰。《灵枢·本输》言："肾出于涌泉，涌泉者足心也。"意思是说：肾经之精气犹如源泉之水，起源于足下，涌出灌溉脏腑及周身四肢百骸。

刺激涌泉穴可以滋阴益肾，平肝息风，开窍醒神。临床上常用于治疗小儿发育迟缓、先天身体虚弱、肾虚哮喘、昏厥、中暑、癫痫、小儿惊风、头痛、头晕、咯血、咽喉肿痛、小便不利、便秘、足心热等疾病。

操作方法：用双手拇指、食指或中指以适中的力度同时按揉患儿双侧涌泉穴 50～100 次。

第 **7** 章

捏脊之外，
有选择地使用中成药

中成药是以中草药为原料，经加工而制成的各种不同类型的中药制品，包括丸、散、膏、丹等各种剂型，是我国历代医药学家经过千百年医疗实践，创造和总结的有效方剂的精华。对于常见的小儿病症，中成药可以取得较好的疗效。

选用中成药有讲究

治疗小儿常见病症，可以选用一些中成药，但在选择中成药时要注意对小儿的病症认真分析，并了解中成药的成分、功能和主治，还应控制药量和掌握恰当的服用方法。

对于中成药，很多人都熟悉。中成药是以中草药为原料，经制剂加工而成的各种不同类型的中药制品，包括丸、散、膏、丹等各种剂型，是我国历代医药学家经过千百年医疗实践，创造和总结的有效方剂的精华。由于中成药具有药量小、药力专、使用方便、便于储存等优点，在治疗小儿常见病症方面占有很重要的位置，深受群众的欢迎。对于常见的小儿病症，中成药可以取得较好的疗效。

但另一方面，由于中成药种类繁多，又容易造成家长盲目用药的情况。那么，选用中成药时应该注意哪些问题呢？

家长要做到"选药有根据，用药有目的"，中医学把这个过程叫做"辨证施治"。所谓辨证施治，就是对小儿发病后出现的多种症状进行综合的辨别和分析，从中找出病症的性质和部位，然后再用适合的药物进行治疗。

家长要深入了解所用中成药的成分、功能和主治，不能顾名思义。例如"肥儿丸"，它是用来治疗脾胃虚弱和肠道寄生虫病的中成药，通过健脾和胃、驱虫的办法，达到调理脾胃的目的。有些家长只看到药名上的"肥儿"二字，就以为一切瘦弱的小儿均可服用，结果会使有些先天不足或其他原因引起体弱的小儿，因消导过重，更加耗伤正气，使病势加重。由此可知，只有深入地了解所用中成药的成分、功能和主治，才能够自如地使用药物，使治疗达到满意的效果。

家长要恰当地选择小儿的服药量。中成药的药量规定不是十分精细，但对小儿的用量应慎重，药量过大容易耗伤小儿正气，药量过小又达不到治疗目的。儿科专用的丸、散药很多，但绝大多数都标有"周岁以内小儿酌减"等说明，对于这类中成药，新生儿每次可服规定用量的 1/3，半岁以内的乳儿每次可服规定量的 2/3，半岁到 1 周岁小儿每次可服规定量的 2/3 至规定的全量。成人中成药用于小儿时，应以成人每次的最小剂量作为参照，7 岁小儿可服成人规定量的 1/2，7 岁以下酌减；3 岁可服成人规定用量的 1/3，3 岁以下小儿根据各自情形的不同，酌情增减。

家长要掌握一些喂药方法。喂药方法是否得当，直接关系到药物能否顺利地进入体内，达到治疗目的。小儿拒绝服用药物，或药后呕吐是经常可以见到的现象，喂药方法不当是其中的重要原因。遇到这种情况家长不要着急，也不要强迫小儿吃药，这样会使小儿产生恐惧感。乳儿吃药时，应将药丸或药粉用少许温开水调成药汁（新生儿可用乳汁调服），然后再加些蔗糖服用。如果乳儿吃药后呕吐，可采取少量多次的方法服药，服药次数及进药量以药后不再呕吐为准。年龄稍大的孩子服药时，应先向其讲清服药的道理，然后将蜜丸再分为若干小粒，用温开水分批送服。如果小儿有药后呕吐的习惯，可在小儿服药后马上按摩合谷穴及内关穴。

　　总之，在选用中成药时注意以上几个问题，就可以使中成药在小儿保健方面发挥应有的作用，使治疗达到预期的目的。

小儿常见病症的中成药治疗

在捏脊之外，我们还可以给孩子配合使用中成药。本章出现的中成药都是针对前面所论述的小儿常见病症，并对各中成药进行分别介绍。其目的是使家长可以进一步地了解每种中成药的主要成分、功能、适应证和具体的服用方法。

厌食的中成药治疗

在漫长的发展过程中，中医针对小儿厌食，根据不同的致病原因运用不同的药物进行对症治疗。虽然发病的脏腑都是脾胃，但是也有"虚实"之分。像前面所述食物在体内消化不了，积滞在肠胃就是实证，这时候就要消食化积；如果是先天脾胃虚弱或者是受惊过度引起的，就需要调理脾胃功能，扶正补虚。下面介绍几种常见的治疗小儿厌食的中成药，以方便各位家长使用。

1. 胃肠积滞型

胃肠积滞导致厌食的孩子用药可以选服"小儿增食丸"，1 岁以内的孩子每次半丸，1～3 岁的孩子每次 1 丸，每天 2～3 次。3 岁以上的孩子可选服"小儿化食丸"，每次服 1 丸或 2 丸，每天服 2 次，温开水送服。如果孩子是由于吃肉过多引起的厌食，可以吃"大山楂丸"，每次服半丸到 1 丸，每天服 2 次，用温开水送服。

2. 脾胃虚弱型

脾胃虚弱型厌食的治疗原则应以理脾健胃化食为主，可以选服"小儿香橘丸"，每次服 1 丸，每天服 2 次，温开水送服（1 岁以内小儿酌减）。如果小儿除有明显的厌食外，还有肚子疼、发胀，或者大便不成形，这时的治疗原则就应以健脾、和胃化滞为主，可以选服"小儿健脾丸"，每次服 1 丸，每天服 2 次，温开水送服（1 岁以内小儿酌减）。如果孩子的厌食是由于吃了过多的冷饮或者瓜果，或者是夏天着凉引起的，治疗原则应以温化脾胃为主，可以选服"和中理脾丸"，每次服半丸到 1 丸，每天服1～2次，温开水送服（3岁以内小儿酌减）。

3. 先天不足型

先天不足型厌食的治疗原则应以补益元气为主。可以选服"参苓白术丸"，每次服1袋，每天服2次，温开水送服（3岁以内小儿酌减）。1岁以内的小儿可用大枣3～5个煎汤或用红糖水送服。

本节提到的中成药介绍：

1. 小儿增食丸

剂型：蜜丸

规格：每丸重3g

说明：本药具有消食化滞、健脾和胃的功能。主要成分是代代花、化橘红、黄芩、鸡内金、焦槟榔、焦麦芽、焦山楂、焦神曲、莱菔子、砂仁、枳壳等。本药适用于食欲不振、停食停乳、嗳气胀满、消化不良等病症。

2. 小儿化食丸

剂型：蜜丸

规格：每丸重1.5g

说明：本药具有消食化滞、泻火通便的功能。主要成分是槟榔、大黄、莪术、六神曲、麦芽、牵牛子、三棱、山楂等。本药适用于小儿胃热停食、肚胀腹满、恶心呕吐、烦躁口渴、大便干燥等病症。

3. 大山楂丸

剂型：蜜丸

规格：每丸重 9g

说明：本药具有开胃消食的功能。主要成分是六神曲、麦芽、山楂等。本药适用于食积内停所致的食欲不振、消化不良、脘腹胀闷等病症。

4. 小儿香橘丸

剂型：蜜丸

规格：每丸重 3g

说明：本药具有健脾和胃、消食止泻的功能。主要成分是白扁豆、白术、半夏、苍术、陈皮、茯苓、甘草、厚朴、莲子、六神曲、麦芽、木香、砂仁、山药、山楂、香附、薏苡仁、泽泻、枳实等。本药适用于小儿饮食不节引起的呕吐便泻、脾胃不合、身热腹胀、面黄肌瘦、不思饮食等病症。

5. 小儿健脾丸

剂型：蜜丸

规格：每丸重 3g

说明：本药具有健脾、和胃、化滞的功能。主要成分是白扁豆、白术、陈皮、法半夏、茯苓、甘草、桔梗、莲子、六神曲、麦芽、南山楂、人参、砂仁、山药、玉竹等。本药适用于小儿脾胃虚弱引起的消化不良、不思饮食、体弱无力等病症。

6. 和中理脾丸

剂型：蜜丸

规格：每丸重 9g

说明：本药具有理脾和胃的功能。主要成分是白术、苍术、陈皮、党参、豆蔻、法半夏、茯苓、甘草、广藿香、厚朴、莱菔子、六神曲、麦芽、木香、南山楂、砂仁、香附、枳壳等。本药适用于脾胃不和引起的胸膈痞闷、脘腹胀闷、恶心呕吐、不思饮食、大便不调等病症。

7. 参苓白术丸

剂型：水丸

规格：每 100 粒重 6g

说明：本药具有补肝胃、益肺气的功能。主要成分是白扁豆、白术、茯苓、甘草、桔梗、莲子、人参、砂仁、山药、薏苡仁等。本药适用于脾胃虚弱、食少便溏、气短咳嗽、肢倦乏力等病症。

（注意事项：文中出现的药品，应在医生指导下服用。）

腹痛的中成药治疗

前文介绍了中医对小儿腹痛的认识，根据导致腹痛的三种不同原因，中医把腹痛归纳为三种不同的类型，即寒痛、伤食痛和虫痛。在治疗的时候，我们也应采用不同的治疗方案分别进行辨证治疗。

1. 寒痛型

对于寒痛，可以让孩子选服"理中丸"，7 岁以上的孩子每次吃半丸，3～7 岁的孩子每次服用 1/3 丸，每天服 2 次。3 岁以下小儿酌减。要注意，在服药期间一定不要让孩子进食生冷及不容易消化的食物。

2. 伤食痛型

对于伤食痛，如果是吃奶的孩子，可以选服"消积顺气丸"，每次服 2 克，每天服 2 次，用温开水送服。如果是 3 岁以上的孩子，也可以服用"小儿化食丸"，每次服 1 丸或 2 丸，每天服 2 次，温开水送服。如果孩子是由于吃肉过多引起腹痛，可以改服"大山楂丸"，每次服半丸到 1 丸，每天服 2 次，用温开水送服。

3. 虫痛型

导致虫痛的原因，主要是感染了蛔虫和蛲虫等寄生虫。感染蛔虫的孩子，平时大便中有虫子排出，并且经常拉肚子，肚子疼得非常剧烈，疼的部位偏右上腹部。如果孩子是由于感染寄生虫而导致的腹痛，肚子疼起来都很突然，这时可以给孩子选服"小儿积散"，1 岁以内每次 1/4 瓶，1～2 岁每次半瓶，3 岁以上每次 1 瓶，每天 2 次，连服 3 天，温开水送服。如果孩子患病的时间很长，不愿吃东西，面黄肌瘦，经常恶心，晚上睡觉不踏实，甚至有时候还会吐出虫子，就可以选服"保儿安颗粒"，1 岁以内小儿每次 2.5 克，2～3 岁的小儿每次 5 克，4 岁以上的小儿每次 10 克，每日 2 次，温开水送服。

如果孩子大便中没有虫子，而且身体也比较好，就可以买一些使君子，用慢火把它炒熟，每天早上给孩子吃几粒，连续吃 3 天。这里要注意的是，吃多少要根据孩子的年龄来定，1 岁服用 1 粒，2 岁服 2 粒，以此类推。等到孩子吃药后把虫子排出来，就不要再服用了。

如果孩子总是感觉肛门有刺痒感，可能是感染了蛲虫，可在每天晚上用 15 克百部和 30 克干茅根煎汤来清洗孩子的肛门，然后再往孩子的肛门里挤一点蛲虫药膏。需要注意的是，家长一定要看管好孩子，不要让其搔抓肛门。

本节提到的中成药介绍：

1. 理中丸

剂型：蜜丸

规格：每丸重 9g

说明：本药具有温中散寒、健胃的功能。主要成分是白术、党参、甘草、炮姜等。本药适用于脾胃虚寒、呕吐泄泻、胸满腹痛、消化不良等病症。

2. 消积顺气丸

剂型：水丸

规格：每袋装 6g

　　说明：本药具有开胸顺气、消积导滞的功能。主要成分是槟榔、大黄、甘草、厚朴、莱菔子、六神曲、麦芽、木香、青皮、山楂、乌药、枳实等。本药适用于饮食不节、食滞内停、气郁不舒所致的胸腹痞满胀痛、胃脘疼痛、呕吐恶心，以及赤白痢疾等病症。

　　3. 小儿化食丸（参见"厌食的中成药治疗"）

　　4. 大山楂丸（参见"厌食的中成药治疗"）

　　5. 小儿积散

　　剂型：散剂

　　规格：每瓶装 0.9g

　　说明：本药具有驱虫止痛、健脾益气的功能。主要成分是百部、槟榔、茯苓、甘草、贯众、雷丸、牵牛子、山药、石榴皮、使君子等。本药适用于小儿蛔虫、蛲虫等症之腹痛、面黄、体弱、偏食、食滞疳积、肛门瘙痒等病症。

　　6. 保儿安颗粒

　　剂型：颗粒剂

　　规格：每袋装 10g

　　说明：本药具有健脾消滞、利湿止泻、清热除烦、驱虫消积的功能。主要成分是槟榔、布渣叶、稻芽、孩儿草、葫芦茶、莱菔子、莲子心、山楂、使君子等。本药适用于食滞及虫积所致的畏食消瘦、胸胀腹闷、泄泻腹痛、夜睡不宁、磨牙咬指等病症。

（注意事项：文中出现的药品，应在医生指导下服用。）

腹泻的中成药治疗

中医针对小儿腹泻的不同致病原因，采用不同的药物来治疗。虽然发病的部位都在肠胃，但是发病的原因不同，孩子的体质也不一样，治疗的方法也不尽相同。下面就介绍几种常见的治疗小儿腹泻的中成药，以方便各位家长使用。

1. 寒泻型

"寒泻"可以服用"香苏正胃丸"，每次服 1 丸，每天服 2 次，温开水送服（3 岁以下小儿酌减）。呕吐明显的，可以用生姜 3 克煎汤送服。如果孩子没有明显着凉的表现，只是由于吃了较多的寒凉或者不易消化的东西引起腹泻，可以选服"泻

痢保童丸"，每次服 1 丸，日服 2 次，温开水送服
（1 岁以内小儿酌减）。

2. 热泻型

"热泻"可以服"止泻灵片"，每次 4～6 片，
每天 3 次（3 岁以下小儿酌减），用姜汤或者温开水
送服。如果孩子拉肚子很长时间还不见好转，除了
腹泻外没有其他明显的症状，可以服用中药"止泻
利颗粒"，每次 0.5～1 袋，每天服 2～3 次（3 岁以
下小儿酌减），温开水化服。如果孩子夏天腹泻，
口渴得厉害，喝水后就腹泻，可以用中药"六一
散" 9 克煎汤送服。

3. 伤食泻型

"伤食泻"可以选服"小儿香橘丸"，每次 1
丸，每天 2 次（1 岁以内小儿酌减）。如孩子平时体
质就比较弱，由于消化不良而腹泻，可以服用中药
"肥儿丸"，每次服 1 丸，每天服 2 次（3 岁以下的
小儿酌减），温开水送服。

4. 脾虚泻型

"脾虚泻"可以服"健脾八珍糕"，每次 1～2
块，每天早餐或早餐前热水化开炖服。

本节提到的中成药介绍：

1. 香苏正胃丸

剂型：蜜丸

规格：每丸重 3g

说明：本药具有解表和中、消食导滞的功能。主要成分是白扁豆、陈皮、茯苓、甘草、广藿香、厚朴、滑石、六神曲、麦芽、砂仁、山楂、枳壳、朱砂、紫苏叶等。本药适用于小儿暑湿感冒、停食停乳、头痛发热、呕吐泄泻、腹痛胀满、小便不利等病症。

2. 泻痢保童丸

剂型：蜜丸

规格：每丸重 3g

说明：本药具有健脾化湿、温中止泻的功能。主要成分是白扁豆、白术、槟榔、苍术、车前子、丁香、茯苓、广藿香、诃子肉、滑石、黄连、麦冬、木香、芡实、人参、肉豆蔻、肉桂、砂仁等。本药适用于小儿脾胃虚弱引起的久泻久痢、腹中作痛、饮食少进、精神疲倦等病症。

3. 止泻灵片

剂型：片剂

规格：一盒 24 片

说明：本药具有清热利湿、健脾、涩肠止泻的功能。主要成分是白术、车前草、陈皮、党参、地胆草、儿茶、伏龙肝、滑石粉、鸡矢藤、莱菔子、五倍子等。本药适用于急性肠炎、小儿消化不良、单纯性腹泻等病症。

4. 止泻利颗粒

剂型：颗粒剂

规格：每袋装 15g

说明：本药具有收敛止泻、解毒消食的功能。主要成分是金银花、山楂、杨梅根、钻地风等。本药适用于湿热泄泻、痢疾、久泻、久痢、伤食泄泻等病症。

5. 六一散

剂型：散剂

说明：本药具有清暑利湿的功能。主要成分是甘草、滑石粉等。本药内服适用于暑热身倦，口渴泄泻，小便黄少等病症。

6. 小儿香橘丸（参见"厌食的中成药治疗"）

7. 肥儿丸

剂型：蜜丸

规格：每丸重 3g

说明：本药具有健胃消积、驱虫的功能。主要成分是槟榔、胡黄连、六神曲、麦芽、木香、肉豆蔻、使君子仁等。本药适用于小儿消化不良、虫积腹痛、面黄肌瘦、食少腹胀、泄泻等病症。

8. 健脾八珍糕

剂型：糕剂

规格：每块重 8.3g

说明：本药具有健脾益胃的功能。主要成分是白扁豆、白术、陈皮、党参、茯苓、莲子、芡实、山药、薏苡仁等。本药适用于老年、小儿及病后脾胃虚弱、消化不良、面色萎黄、腹胀等病症。

（注意事项：文中出现的药品，应在医生指导下服用。）

食积的中成药治疗

前面我们提到，食积的病理变化很复杂，中医根据其病理变化不同阶段的不同特点，把食积分为乳食内积、积热内蕴和脾虚食积三种类型，可分别采用相应的中成药进行治疗。

1. 乳食内积型

如果有乳食内积的情况发生，对于吃奶的孩子，可选服"小儿化滞散"，1～3岁的孩子每次1.5克，每天2次（1岁以内的小儿酌减）。3岁以上的孩子，可选服"小儿化食丸"，每次服1丸或2丸，每天服2次，温开水送服。如孩子是由于吃肉过多引起的食积，可以服用"大山楂丸"，每次服半丸到1丸，每天服2次，用温开水送服。

2. 积热内蕴型

积热内蕴的孩子，治疗原则应以清热化滞为主，中成药可选用"七珍丸"（水丸），一般1～2岁的孩子每次服10粒，2～3岁的孩子每次服15粒，4～5岁的孩子每次服20粒，用温开水送服（1岁以内小儿酌减）；如果孩子体质较弱，应服用"清胃保安丸"，每次服1丸，每天服2次，用温开水送服（3岁以内小儿酌减）。

3. 脾虚食积型

脾虚食积的孩子，治疗原则应以健脾、和胃、化滞为主。可以服用"小儿健脾丸"，每次服 1 丸，每天服 2 次，温开水送服（1 岁以内小儿酌减）。

本节提到的中成药介绍：

1. 小儿化滞散

剂型：散剂

规格：每瓶装 3g

说明：本药具有健脾和胃、消食化滞的功能。主要成分是槟榔、陈皮、鸡内金、六神曲、麦芽、木香、牵牛子、砂仁、山楂、熟大黄等。本药适用于脾胃不和、伤食伤乳、呕吐腹痛、腹胀便秘等病症。

2. 小儿化食丸（参见"厌食的中成药治疗"）

3. 大山楂丸（参见"厌食的中成药治疗"）

4. 七珍丸

剂型：水丸

规格：每 200 丸约重 3g

说明：本药具有定惊豁痰、消积通便的功能。主要成分是巴豆霜、胆南星、寒食曲、僵蚕、全蝎、麝香、天竺黄、雄黄、朱砂等。本药适用于小儿急惊风、身热、昏睡、气粗、烦躁、停乳停食、大便秘结等病症。

5. 清胃保安丸

剂型：蜜丸

规格：每丸约重 3g

说明：本药具有消食化滞、和胃止呕的功能。主要成分是白酒曲、白术、槟榔、陈皮、茯苓、甘草、厚朴、六神曲、麦芽、青皮、砂仁、山楂、枳壳、枳实等。本药适用于小儿停食停乳、肚腹胀满、呕吐、心烦、口渴、不思饮食等病症。

6. 小儿健脾丸

剂型：蜜丸

规格：每丸重 3g

说明：本药具有健脾、和胃、化滞的功能。主要成分是白扁豆、白术、陈皮、法半夏、茯苓、甘草、桔梗、莲子、六神曲、麦芽、南山楂、人参、砂仁、山药、玉竹等。本药适用于小儿脾胃虚弱引起的消化不良、不思饮食、体弱无力等病症。

（注意事项：文中出现的药品，应在医生指导下服用。）

腹胀的中成药治疗

对小儿的腹胀，我们使用中成药的时候也要遵循辨证论治的原则，针对不同的情况选用不同的中成药进行治疗。

1. 食积型

针对因为食物积滞而出现腹胀的孩子，治疗原则应该以消食化积为主。婴幼儿可选用"化积口服液"，1岁以内的小儿每次服5ml，每天服2次；2岁以上的小儿每次服10ml，每天服2次。3岁以上的小儿，可选服"小儿化食丸"，每次服1丸或2丸，每天服2次，温开水送服。如果孩子是由于吃肉过多引起的腹胀，可以改服"大山楂丸"，每次服半丸到1丸，每天服2次，温开水送服。

2. 脾虚型

对于脾虚型腹胀的孩子，治疗原则应该以补脾为主。中成药可以选服"参术健脾丸"，每次服2～4克，每天服1～2次，用温开水送服（3岁以内小儿酌减）。

本节提到的中成药介绍：

1. 化积口服液

剂型：口服液

规格：每支 10ml

说明：本药具有消积治疳的功能。主要成分是槟榔、莪术、茯苓、海螵蛸、鹤虱、红花、鸡内金、雷丸、三棱、使君子等。本药适用于小儿疳积、腹胀腹痛、面黄肌瘦、消化不良等病症。

2. 小儿化食丸（参见"厌食的中成药治疗"）

3. 大山楂丸（参见"厌食的中成药治疗"）

4. 参术健脾丸

剂型：水丸

规格：每 50 丸重 3g

说明：本药具有健脾消食的功能。主要成分是白术、半夏、陈皮、党参、茯苓、甘草、厚朴、六神曲、砂仁、山楂等。本药适用于脾胃虚弱、食少便稀、消化不良、脘腹胀满等病症。

（注意事项：文中出现的药品，应在医生指导下服用。）

呕吐的中成药治疗

在针对呕吐进行中成药治疗时，应根据引起呕吐的不同原因和出现的不同症状进行分类，从而采用不同的药物进行治疗。

1. 胃寒型

对于胃寒呕吐，治疗原则应以散寒和胃为主。中成药可选用"香苏正胃丸"，每次服 1 丸，每天服 2 次，温开水送服（3 岁以下小儿酌减）。

2. 脾胃虚寒型

对于脾胃虚寒型呕吐，治疗原则应以健脾温中为主。中成药可选服"附子理中丸"，7 岁以上的孩子每次服半丸，3～7 岁的孩子每次服用 1/3 丸，每天服 2 次（3 岁以下小儿酌减）。

3. 胃热型

对于胃热呕吐，治疗原则应以清热和中为主。中成药可选服"清胃保安丸"，每次服 1 克，每天服 2 次（3 岁以内小儿酌减），温开水化汁或用黄连 1.5 克煎汤送服。

本节提到的中成药介绍：

1. 香苏正胃丸（参见"腹泻的中成药治疗"）

2. 附子理中丸

剂型：蜜丸

规格：每丸重 9g

说明：本药具有温中健脾的功能。主要成分是白术、党参、附子、干姜、甘草等。本药适用于脾胃虚寒、脘腹冷痛、呕吐泄泻、手足不温等病症。

3. 清胃保安丸（参见"食积的中成药治疗"）

（注意事项：文中出现的药品，应在医生指导下服用。）

便秘的中成药治疗

前文提及，中医对于便秘，根据其病因和症状一般分为实秘和虚秘两种类型。下面就两种类型分别介绍不同的中成药治疗方法。

1. 实秘型

实秘型的治疗原则，在初期应以泻热通便为主。可选服"一捻金"，1 岁以内的小儿每次服 0.3 克；1～3 岁的小儿每次服 0.6 克；4～6 岁的小儿每次服 0.9 克，每天服 1～2 次。本品为胶囊剂型，婴幼儿服用时可将胶囊内药物倾出，可用白糖水调匀，趁热吃下去。如果可以排出大便，就不用再服。

如果孩子不仅大便干燥，还感觉嗓子疼、牙疼，口舌生疮，眼睛发红，这时可以服用"清宁丸"，每次服 0.5～1 丸，每天服 1 次，温开水送服（3 岁以下小儿酌减），泻后即停。

以上两种情况，在孩子大便排出后，都可改吃"清热养阴丸"，每次服 1 丸，每天 2 次，温开水送服（3 岁以下小儿酌减）。

2. 虚秘型

虚秘型的治疗原则应以润肠通便为主。可以服用中成药"麻仁滋脾丸"，每次服 1 丸，每天服 2 次，用温开水送服（3 岁以下小儿酌减）。如果孩子的体质非常虚弱，脸上没有血色，容易出汗，感觉头晕、头痛，治疗原则应以养血润燥为主，中成药可以选服"桑椹膏"，每次 5～10 克，每天服 2 次，用热开水冲服。如果孩子便秘已有很长时间，除了大便干燥外，还总是感觉乏累，口渴，浑身没劲，

容易出汗，小便的次数也多，可以较长时间地服用
"六味地黄丸"，每次服 0.5～1 丸，每天服 2 次，
温开水送服（3 岁以下小儿酌减）。

　　本节提到的中成药介绍：

　　1. 一捻金

　　剂型：胶囊

　　规格：每盒 12 粒，每粒 0.3g

　　说明：本药具有消食导滞、通便的功能。主要
成分是槟榔、大黄、牵牛子、人参、朱砂等。本药
适用于小儿停乳停食、腹胀便秘、痰盛喘咳等病症。

　　2. 清宁丸

　　剂型：蜜丸

　　规格：每丸重 9g

　　说明：本药具有清热泻火、通便的功能。主要
成分是白术、半夏、侧柏叶、车前草、陈皮、大
黄、黑豆、厚朴、绿豆、麦芽、牛乳、桑叶、桃
枝、香附等。本药适用于咽喉肿痛、口舌生疮、头
晕耳鸣、目赤牙痛、腹中胀满、大便秘结等病症。

　　3. 清热养阴丸

　　剂型：蜜丸

规格：每丸重 6g

说明：本药具有养阴清热、消肿止痛的功能。主要成分是白芍、薄荷、地黄、甘草、黄连、麦冬、牡丹皮、山豆根等。本药适用于肺胃积热、火热上攻引起的口舌生疮、烦躁口渴、大便秘结等病症。

4. 麻仁滋脾丸

剂型：蜜丸

规格：每丸重 9g

说明：本药具有润肠通便、健胃消食的功能。主要成分是白芍、大黄、当归、厚朴、火麻仁、苦杏仁、郁李仁、枳实等。本药适用于胸腹胀满、大便不通、饮食无味、烦躁不宁等病症。

5. 桑椹膏

剂型：膏剂

规格：每瓶 250 克

说明：本药具有补肝肾、益精血的功能。主要成分是桑椹。本药适用于肝肾精血亏损引起的身体消瘦、腰膝酸软、遗精盗汗、头晕眼花、口渴咽干等病症。

6. 六味地黄丸

剂型：蜜丸

规格：每丸重 9g

说明：本药具有滋阴补肾的功能。主要成分是熟地黄、山茱萸、丹皮、茯苓等。本药适用于肾阴亏损、头晕耳鸣、腰膝酸软、骨蒸潮热、盗汗遗精、消渴等病症。

（注意事项：文中出现的药品，应在医生指导下服用。）

流涎的中成药治疗

在使用中成药治疗流涎时，要遵循辨证论治的原则，对不同证型的流涎使用不同的中成药进行治疗。

1. 脾胃虚寒型

脾胃虚寒型的孩子以温补脾胃为主要原则，中成药可选服"参苓白术丸"，每次服 2 克，每天服 2 次，温开水送服（3 岁以内小儿酌减）。

2. 脾胃积热型

脾胃积热型的孩子，中成药可选择用"清胃保安丸"，每次 1 丸，每天服 2 次，茅根 30 克煎汤送服（3 岁以内小儿酌减）。

本节提到的中成药介绍：

1. 参苓白术丸（参见"厌食的中成药治疗"）

2. 清胃保安丸（参见"食积的中成药治疗"）

（注意事项：文中出现的药品，应在医生指导下服用。）

夜啼的中成药治疗

在治疗孩子夜啼的时候，我们除了进行捏脊外，还可以配合使用中成药。使用中成药时要根据不同的情况使用不同的药物。

1. 虚寒夜啼型

虚寒夜啼的治疗原则应以补益脾肾为主。可以给孩子选用中成药"六味地黄丸"，3 岁以下小儿每次服 1/4 丸，1 岁以内小儿每次服 1/5 丸；每天服 2 次，温开水化汁送服。

2. 心火上炎夜啼型

心火上炎夜啼的治疗原则应以清泻心火为主。中成药可以选用"小儿导赤片"，新生儿每次吃 1

片，1 岁以内的婴儿每次服 2 片，每天吃 2 次，用温开水化成汁送服。也可以用灯心草 1.5 克、淡竹叶 3 克，煎成汁送服。

3. 肝热或受惊夜啼型

肝热或受惊夜啼的治疗原则应以镇惊安神为主。中成药可以选用"琥珀抱龙丸"，每次 1 丸，每天服 2 次，婴儿一次服 1/3 丸，化汁口服。

本节提到的中成药介绍：

1. 六味地黄丸（参见"便秘的中成药治疗"）

2. 小儿导赤片

剂型：片剂

规格：每盒 40 片

说明：本药具有清热利便的功能。主要成分是大黄、滑石、地黄、栀子、甘草、木通、茯苓。本药适用于小儿食滞内热所引起的口舌生疮、火眼腮肿、烦急便秘等病症。

3. 琥珀抱龙丸

剂型：蜜丸

规格：每丸重 1.8g

说明：本药具有镇静安神、清热化痰的功能。

主要成分是胆南星、茯苓、甘草、红参、琥珀、山药、檀香、天竺黄、枳壳、朱砂等。本药适用于发热抽搐、烦躁不安、痰喘气急、惊痫不安等病症。

（注意事项：文中出现的药品，应在医生指导下服用。）

遗尿的中成药治疗

中医学认为，小儿的遗尿症以虚证比较多见，常见有"肾气不足"和"脾肺气虚"两种类型，治疗以补虚为原则。至于实证，相对来说比较少见，以"肝胆湿热"型为主，治疗上则以泄实为原则。

1. 肾气不足型

治疗肾气不足型遗尿症时，治疗原则应以补益肾气、温肾散寒为主。中成药可选用"桂附地黄丸"，每次服半丸，每天服 1 次，用淡盐水冲服（3 岁以下小儿酌减）。如果孩子一生下来体质就很弱，还经常得病，从小就开始尿床，可以吃"五子衍宗丸"，每次服半丸，每天服 1 次，用淡盐水冲服（3 岁以下小儿酌减）。如果是冬天治疗，同时服用"缩泉丸"效果将会更好，每次服 3 克，每天服 1～

2 次（3 岁以下小儿酌减）。

2. 脾肺气虚型

治疗脾肺气虚型遗尿症时，治疗原则应以健脾益气为主。中成药可选服"补中益气丸"和"缩泉丸"。"补中益气丸"每次服用 3 克，每天 1～2 次（3 岁以下小儿酌减），"缩泉丸"每次服用 3 克，每天 1～2 次，温开水冲服（3 岁以下小儿酌减）。

3. 肝胆湿热型

治疗肝胆湿热型遗尿症时，治疗原则应以清泻肝胆湿热为主。中成药可选用"热淋清颗粒"，每次服 2 克，每天 2 次，用温开水冲服（3 岁以下小儿酌减）。

另外，治疗小儿遗尿症，各地区也有不少土方、验方。例如肾气不足型可选用"桑螵蛸"，每天用 1 个，炒黄，研成粉末，温开水冲服；脾肺气虚型可选用中药"白果"，每日 5 个，炒熟后食用。

本节提到的中成药介绍：

1. 桂附地黄丸

剂型：蜜丸

规格：每丸重 9g

说明：本药具有温补肾阳的功能。主要成分是茯苓、附子、牡丹皮、肉桂、山药、山茱萸、熟地黄、泽泻等。本药适用于肾阳不足、腰膝酸冷、肢体浮肿、小便不利或反多、痰饮喘咳、消渴等病症。

2. 五子衍宗丸

剂型：蜜丸

规格：每丸重 9g

说明：本药具有补肾益精的功能。主要成分是车前子、覆盆子、枸杞、菟丝子、五味子等。本药适用于肾虚腰痛、尿后余沥、遗精早泄、阳痿不育等病症。

3. 缩泉丸

剂型：水丸

规格：每 20 丸重 1g

说明：本药具有补肾缩尿的功能。主要成分是山药、乌药、益智仁等。本药适用于肾虚之小便频数、夜卧遗尿等病症。

4. 补中益气丸

剂型：蜜丸

规格：每丸重 9g

说明：本药具有补中益气、升阳举陷的功能。主要成分是白术、柴胡、陈皮、当归、党参、升麻、炙甘草、炙黄芪等。本药适用于脾胃虚弱、中气下陷引起的体倦乏力、食少腹胀、久泻、脱肛、子宫脱垂等病症。

5. 热淋清颗粒

剂型：颗粒

规格：每袋装 4 克

说明：本药具有清热解毒、利尿通淋的功能。主要成分是头花蓼。本药适用于湿热蕴结、小便黄赤、淋漓涩痛等病症。

（注意事项：文中出现的药品，应在医生指导下服用。）